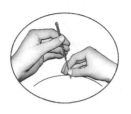

针灸秘验
与绝招

彭静山　费久治　著

U0198638

辽宁科学技术出版社

·沈 阳·

图书在版编目（CIP）数据

针灸秘验与绝招 / 彭静山，费久治主编 . —沈阳：辽宁科学技术出版社，2008.8（2025.5 重印）

ISBN 978-7-5381-5538-9

Ⅰ.针…　Ⅱ.①彭…　②费…　Ⅲ.针灸疗法

Ⅳ.R245

中国版本图书馆 CIP 数据核字（2008）101110 号

出版发行：辽宁科学技术出版社
　　　　　（地址：沈阳市和平区十一纬路 25 号　邮编：110003）
印　刷　者：辽宁新华印务有限公司
经　销　者：各地新华书店
幅面尺寸：140mm×203mm
印　　张：9
字　　数：180 千字
出版时间：2008 年 8 月第 1 版
印刷时间：2025 年 5 月第 26 次印刷
责任编辑：寿亚荷
封面设计：刘　枫
版式设计：于　浪
责任校对：刘　庶

书　　号：ISBN 978-7-5381-5538-9
定　　价：25.00 元
联系电话：024-23284370
邮购热线：024-23284502
E-mail:dlgzs@mail.lnpgc.com.cn

本书原著　彭静山　费久治

本书整理　彭　敏　王　颖

插图绘制　刘立克　李　斌

　　　　　刘　实　韩　玉

原书序言

1951年3月7日《人民日报》报道卫生部召开针灸疗法座谈会的消息说："针灸疗法为我国医学上的遗产之一，已有很长的历史，实验证明，确实有它独特的效能，而且在民间广泛流行。""对这在实践中已经取得的一定成效的针灸疗法的研究工作，政府是十分重视的。"参加座谈会的有在京的中西医20余人。有的西医说："以前也听到过针灸疗法，但不懂得它的实际内容……已往的实践向我们证明，针灸是有医疗效能的，但今天在推广之前，我们一定还要深入地研究。"有的西医说，某些疾病在远处施针比在疾患处施针作用强这一点，他还有怀疑。

在那个时候，许多西医对针灸还不理解。笔者于1951年参加某医院研究针灸疗法，全院只有我一名中医。为了研究，规定先由其他各科确诊然后介绍到针灸科治疗，治愈以后再由原科复查。病人不能直接挂针灸科号。由于西医对针灸不了解，甚至抱怀疑态度，开诊十多天，也没有病人，我感到很苦闷。一天，一位大夫匆匆地来到针灸科对我说："老大夫！偏头痛你能治不？"我说："领来看看。"这个病人是瘀血性头痛，左太阳穴附近静脉怒张，俗称"蚰蜒瘤"。病人痛得不能忍受，已经用过多种镇痛药物都不见效。我用三棱针放血，疼痛顿止。西医感到惊奇。从此针灸科病人越来越多，忙得不可开交。院内组织了"针灸疗法研究委员会"，各科主任全都参加，做了种种实验研究，这里不暇细说。

1953年初冬的一天，我正在忙着的时候，有一位腰痛的病人被抬进诊室。他说 7 天前因受凉发生腰痛，治疗不见效，越痛越重，不敢弯腰，不能走路。诊脉沉迟有力，是属于寒证，可以针灸。病人要求先治，但因处置床都占满了，护士说："还得等一等！"陪护人员说："咱们能等，雇的马车不能等怎么办？"我安慰他说："新得的病，往往针完就好，也许就不用坐马车，自己可以走回去。"他们虽不相信，但也只好等着。病人躺在候诊走廊的担架上不断地呻吟。过了 15 分钟，下来空床，检查他痛的部位在第二腰椎一带，并向两旁扩散，就是西医所说的腰肌膜炎。寒伤于肾，腰为肾之府，循经取穴，在肾俞、志室扎了 4 针，使用泻的手法以去寒止痛。起针以后，病人自己下床，不但直起腰来，而且可迈开大步。他兴奋地高声说："谢谢大夫，我真可以不坐马车走回去了。"这时坐在门外候诊的病人欢腾起来，顿时响起一片掌声。从此针灸病人一天比一天多，治疗的奇迹也就层出不穷。

有一位 60 多岁的老大娘，因为生气，发生昏厥，上午 11 时抬进急诊室，经过各种方法抢救，直到下午 2 时，还没有苏醒。这天是星期五，下午业务学习，大家先讨论这个病例。有的同志提议可否用针灸治疗，我说："试试看。"有的同志问："估计得多长时间能够苏醒？"我说："过去治这种病，大约需要 5 分钟。"这时全体同志都兴奋起来，大家都要跟去看看。我们来到急诊室，诊其六脉和缓，望其面色红润，听其呼吸均匀，像睡觉一样，只是没有办法让她醒过来。我先针了百会、印堂二穴，毫无反应。又针人中，稍微动了一动。继续针合谷，有缩手现象。又针太冲，病人缩脚哼了一声，两眼睁开，如梦初醒，一共只用了 2 分钟。同志们感到惊异，纷纷要求学习针灸，学习中医。医院领导支持群众的学习热情，立即把每星期五的业务学习改为学习中医和针灸。这个病例，《辽宁日报》记者曾经进行过报道，医院也被省卫生厅奖励为西医学习中医的典型单位，通报全省。

针灸疗法的特点可概括为三句话，就是民族的形式，科学的内容，大众的方向。

民族的形式　针灸疗法是我国人民长期和疾病作斗争所积累的宝贵经验。我国是针灸的故乡。在现存的最早的中医典籍《黄帝内经》里，对经络和针灸的记载就很详尽精辟，那是距今2500年的著作，可以想见针灸的历史是多么悠久。这是中华民族在医学上对人类所作出的重大贡献之一。

科学的内容　针灸疗法已在世界许多国家开展起来。针灸的疗效是非常显著的。对针灸的机制、经络的实质，国内外都在运用现代科学方法进行深入地研究和探讨，并已取得了不少可喜的成果。

大众的方向　针灸是人民群众喜闻乐见的医疗方法之一。"扎针拔罐子，不好也去一半子"，这是广大群众早已给针灸疗法给予的恰如其分的评价。

针灸疗法的优点很多。它是祖国医学的重要组成部分，治疗疾病的范围非常广泛，包括内、外、妇、儿、五官各科疾病；能治慢性病，也能治急性病；可以医治疾病，也可以增强体力，预防疾病；可以单独使用，也可以和药物配合。

它可以适应各种环境。不论是在城市还是在农村，在工厂还是在田间，在车船上还是在飞机里，都可以用针灸治疗突然发生的疾病，随时随地为人民解除痛苦。

它设备简单，操作方便。只需几根银针，一盒酒精棉球，就可用来治病。

它容易学习。针灸的理论和实际操作并非神秘莫测，只要下工夫用心学习是不难学会的。

本书是我和费久治医师合著的，主要是总结我们多年的临床

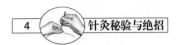

治疗实践经验。我们各有自己的经验，各有自己的心得。不同的经验、不同的心得体会加在一起，就比较丰富了。这也就是本书的特点吧！

彭静山

1980 年国庆节于沈阳

编者的话

  《针灸秘验》是上世纪 80 年代由国内著名的针灸专家彭静山和费久治撰写的，书中总结了他们多年的针灸临床治疗经验，附有大量的病例。《针灸十绝招》是由彭静山亲授、彭敏整理的，书中介绍了 18 种治疗常见病的绝招。这两种书均由我社出版，虽然已经出版多年，并且早已无货，但至今仍有人寻购，足以说明了其内容的实用和读者对针灸方面图书的需求。这两种书语言通俗、实在，将疾病治疗过程像讲故事一样娓娓道来，有什么讲什么。从市场的调研中了解到，在目前图书内容重复越来越严重的情况下，读者还是比较喜欢中医大家的秘籍、绝招类读物，因此，应广大读者的要求，我们将这两种书进行了重新修订和整理，定名为《针灸秘验与绝招》。

  该书保留了原书的内容，对其进行了重新整理。全书分为三章：第一章为针灸要旨，介绍了针灸六要、选穴准则、配穴纲要、针刺手技、灸法要诀和针具妙用，对针灸所能应用到的基本功进行了详细的介绍。第二章为针灸秘验，介绍了病位分部、内科疾病、外科疾病、妇科疾病、儿科疾病针灸疗法，对 60 余种常见病症的针灸、取穴方法进行了详细的介绍，附有病例。第三章为针灸绝招，介绍了穴位妙用、独特疗法和疾病快速疗法，对某些穴位的非常规应用以及某种疾病的快速针灸治疗方法进行了详细的介绍。由于书中介绍了很多特效绝招和方法，如首尾循经取穴、两端循经取穴、远端循经取穴等，涉及到了很多不常用穴位。为了读者使用的方便，对每种疾病都配有穴位图示。需要说明的是，这些图示仅标出了穴位在体表上的位置，至于取穴的深

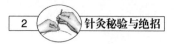

度和行针角度，还需参照书中介绍的内容。

　　此书得以修订和再版，还要感谢原书的作者彭静山先生和费久治先生及其家人。我们真诚地希望两位针灸专家一生的宝贵经验能够让更多的读者了解和掌握。针灸作为祖国医学的一部分，一直以其方便实用、疗效显著为特点。愿所有应用针灸的医生都能掌握针灸的真谛，为广大患者解除痛苦。

辽宁科学技术出版社

2008 年 2 月

目　录

第二章　针灸秘验

第三章　针灸绝招

第一章 针灸要旨

第一节 针灸六要

针灸是一种验、便、廉的理疗方法。对某些病有特效，对某些病可以减轻症状，对某些病可以取得一时的效果，对某些病则根本无效。即或同样的病，同样的穴位和手法，其效果有的相同，也有的不同。之所以会出现这样不同的结果，其原因要从医患两方面来分析：从患者来说，病程有长短之别，病势有轻重之异，体质有强弱之殊，生活条件有优劣之差，思想境界有忧乐之分；生理方面，经络敏感度不同，耐力与恒心不同，因此，方法虽同，但疗效各异。从医生方面来看，应该坚持经络学说，仔细地辨证施治，准确地配穴找穴，适当使用手法，方能取得预期的效果。根据上述原则，归纳为针灸六要如下：

辨证精，取穴准，手法明，善妙用，病适应，贵于恒。

一、辨证精

临床中，针某穴治某病，有时有效，有时无效。细究其理，不出辨证。例如：侠溪是治疗眩晕的名穴，对肝阳上亢的眩晕有效，对血虚与痰浊的眩晕则少效或无效。简单的牙痛，若不仔细辨证，仅凭合谷与内庭穴，有时就要失败。如下牙痛，因齿龈炎或牙髓炎而发，若不取脾经或肾经的穴位，只针合谷是治不好的。看来，验方取穴，只不过是取穴方法的一种，不能随意滥用。只有辨证施治，方可提高疗效。

辨证施治是针灸的精华。理想的治疗与效果，来源于明确的诊断。临床上取穴配方要符合治疗"治则"。治疗"治则"的确立，离不开辨证施治的理论指导。因此，正确地掌握和运用辨证施治是针灸治病的关键。

辨证的过程中，首先要解决辨证与辨病的关系。两者看来是吻合的，有这样的病，就有这样的证。但不同的病往往也有相同的症状。如虽系腰痛，有因肾虚而致，有因外伤或风寒湿与其他疾病所引起。若诊断不清，就提不出有效的具体治法。仅靠委中穴，疗效不能满意。因此，既要辨证，又要辨病。辨证，既包括诊察所见，又包括内外致病因素及病位，因此，要全面而又具体地判断疾病在这个阶段的特殊性质和主要矛盾。辨病，就是按辨证所得，与各种类似的疾病鉴别比较。这样，才能正确深入地掌握疾病的实质，抓住和解决主要矛盾，不致于被表面假象所迷惑。另外，还要灵活掌握标本缓急的关系，密切注视症的转化，为治疗提出可靠的依据。

二、取穴准

取穴不准，未得其真或偏离经络，恐难获预期针感和效果。未刺中穴位，即或选穴配方再妙，手法再纯熟，也无济于事。有些穴位，非采用特殊方法不能取到。如取膏肓穴时，肩胛骨不展开就取不到正穴。取养老穴时，不转手向胸，也取不到正穴。背部俞穴，若不认真数摸椎骨也找不准，只凭肉眼观察容易有误。因此，一定要熟知和掌握经络的循行和经穴的部位及一些经穴的特殊取穴方法，这是针灸医生的基本功。

选穴配方，应力争少而精，不应繁杂。必要的取用，不必要的不用。一针能治愈最为理想。但对疑难病有时亦取用七八穴或更多，这是因病情而例外。假如盲目乱针，就有导致病情恶化的可能。如三叉神经痛，在患处乱刺，会使疼痛加剧。针次髎手法不当时，会使坐骨神经痛的疼痛更重。

另外，对左右穴的筛选，取双穴还是取单穴，取健侧或患侧，皆应准确恰当，方为有效。左右穴位的选取时，必须依该病所出现的经络失调情况，选取最易促使经络恢复相对平衡的穴位。如右腿痛，检查经络，发现右足少阳经为实证，左侧为虚证，那么取阳陵泉时，若单施补法，可取左阳陵；单施泻法，可取右阳陵。若取双穴时，可左补右泻。

在病情复杂的情况下，出现多经病变，或假证，或同一症状而不同经病，此时，决不能草率地随病取穴。一定要仔细进行经络检查与辨证，为选穴配方提出依据。

三、手法明

针刺时，要施以正确的补泻手法，才能调整阴阳、气血、经络虚实使之平衡，达到治病的目的。若手法不明，即补泻不清，难取良效。

针下得气，是施行补泻手法的首要条件。针下不得气，就不能运用手法，需要查明原因。如属取穴不准，要及时纠正针刺方向、角度与深度；属病者体质或病情的缘故，可用手循经点按，以催气至。有的病者对针感反应不敏感，这需医生凭持针的指腹来感知针下的情况。如针下沉紧，即谓得气。

施术时，医生要聚精会神，掌握运针时机、针感、刺激量和病者的反应，不可草率从事，也不可机械盲目地做些无用的手法。

四、善妙用

临床中，选穴配方，贵在随机灵活，加减配合。如胃脘痛处方：中脘、足三里、内关。当痛及少腹与胸胁时，即要选配肝经穴位；若出现腹部胀满、纳呆、消化不良时，要选配脾经穴位。这样按病机加减用穴，比单守主穴效力显著。对于验方，也不可机械地搬用，既要符合辨证，又要符合病机。如：人迎、太冲、合谷是治疗肝阳偏亢而眩晕的一张良方，但对肾阴虚或痰浊的眩晕即不易获效。即便症状有所缓解也是暂时的。

另外，取穴的多少，先后次序，刺激量的大小，都要细心推敲，才能发挥治疗效应。每次治疗前后，都要细心检查经络的失调变化，为治疗提出可靠的依据。这是提高疗效不可忽视的一环。

 五、病适应

针灸治病虽广，但有其适应证。对非适应证或禁忌证，盲目地乱针妄灸，不但不能发挥针灸的治疗作用，反而会影响针灸的信誉和损伤其真正的价值。

适应证的选择，是取得疗效的基础。疗效的程度随其病种与病情等出现差异。针灸适用于功能失调的疾患。对某些器质性疾患亦有一定的疗效，如视神经萎缩、小儿麻痹后遗症等。对一些慢性炎症、传染病，如菌痢、百日咳、肝炎等；寄生虫病，如疟疾、蛔虫等均有一定疗效。

非适应证：有严重器质性病变、恶性皮肤病、血友病、败血症、失血或过敏性休克、急性腹膜炎、坏疽、恶性热性病等。但在治疗需要或可能的情况下，作为一种整体疗法或辅助治疗，亦未尝不可选用。如在气血虚弱而津液未全衰竭的情况下，施用灸法，还有一定的效果。

六、贵于恒

"针多少次能好? 能不能治好? 治好了能不能再犯?"临床中经常听到患者这样的问话。作出准确的回答实在困难。倘若不综合掌握正邪双方的关系、病者的内在与外在条件、恰如其分的治疗方法, 医生就更难回答了。疗效的取得, 需要医生和病者付出辛勤的劳动。尤其是对疑难病症、慢性病的治疗, 不能一蹴而就, 急于求成。贵在持之以恒。针灸治病, 在于调整和激发体内的抗病能力。而这种抗病能力的产生或增强, 需要一定的时间和条件。因此, 医生和病者都在为激发抗病能力创造良好的条件。激发得力的, 疗效就好; 激发不得力的, 疗效就差。医生要精研于技术, 热心于病人。病者要密切配合, 遵照医嘱, 接受治疗, 加强锻炼, 增强体力。不能因为暂时的无效而停止治疗。当经过几个疗程不见好转时, 要重新审查治疗方案, 看是否正确。不正确的要进行修改, 正确的要按方坚持治疗, 待抗病力增强, 方见效果。

第二节　选穴准则

合理的用穴, 来自精确的辨证。针灸临床的辨证, 必须掌握经络之虚实、病位之所在、病因的特点、病机的转化、主症的分析, 方可为选穴配方提供可靠的依据, 从而制定选穴准则。

一、触诊选穴

借医生指腹的感觉察知经络和经穴的异常反应, 此法简便易行, 准确实用, 是针灸临床不可缺少的诊法之一。

方法: 循经触摸, 体表见热、肿, 弹性强, 压痛显著, 皮下硬结等，可知为经气实；体表温度低下，无弹性，按之酸麻不痛、陷下等，可知为经气虚。

触摸时，见有硬结、压痛、敏感、快感的反应点，此点即为病穴。压痛强烈，多属实证；压有快感，多属虚证。病穴有助于明确诊断，刺灸病穴常获良效。

触诊的顺序：背俞穴、募穴、郄穴、原穴、络穴、特诊点、过敏点和过敏带等。可疑病经要详细触诊。

（一）十二经病的触诊要点

（1）肺经：肺俞、中府、孔最、膏肓、尺泽等。取穴见图1 -2-1。

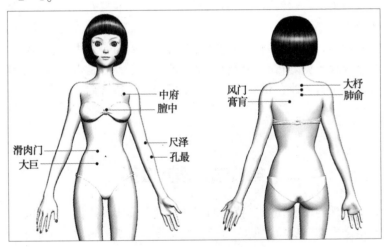

图1-2-1 肺经病触诊穴

肺经实热时，胸椎1~3旁开0.5寸处有压痛，滑肉门和大巨亦有压痛。肺经气不畅时，膻中有压痛。肺经虚寒：风门和大杼有酸沉感。咯血或便血：孔最有压痛或压时有酸沉感。经气虚衰时，膏肓呈高肿或弹性性、皮温低下。

（2）大肠经：大肠俞、天枢、温溜、曲池、合谷等。取穴见图 1-2-2。

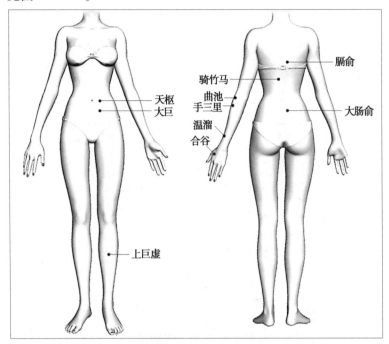

图 1-2-2　大肠经病触诊穴

　　大肠经气实热或排泄障碍时，曲池、膈俞、天枢、骑竹马有压痛。经气郁滞时，大巨有压痛。肠炎时，手三里、上巨虚、天枢压痛明显，皮温高于邻穴。慢性肠炎时，皮温低下，触有快感。

　　（3）胃经：胃俞、中脘、梁丘、足三里、丰隆等。取穴见图 1-2-3。

　　胃经有实热：中脘、梁丘有压痛。胃酸过多：巨阙、不容呈压痛。胃经虚寒：按压中脘、足三里有舒服感。胃溃疡：胃俞与其外侧有过敏点，再按压臀端时，压痛放散至膝以下者。胃痛剧烈：天宗有明显压痛，按之可止痛。

　　（4）脾经：脾俞、章门、地机、大包、膈俞等。取穴见图 1-2-4。

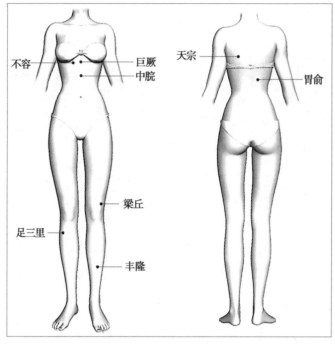

图1-2-3　胃经病触诊穴

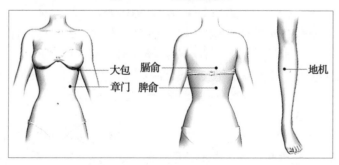

图1-2-4　脾经病触诊穴

消化不良或运化失常时，脾俞、章门、大包均有压痛。血行失和：膈俞呈现绷紧或压痛。脾热、经气阻滞：地机穴有明显压痛。脾虚作胀：脾俞穴按之酸沉或皮温低下。

（5）心经：心俞、巨阙、阴郄、少海等。取穴见图1-2-5。

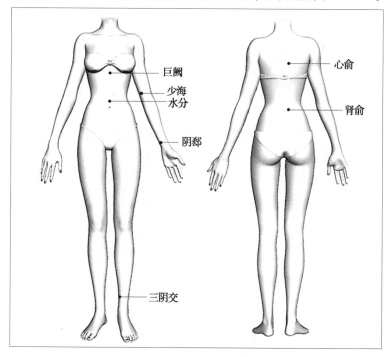

巨阙

少海
水分

阴郄

三阴交

心俞

肾俞

图1-2-5　心经病触诊穴

心经火旺：心俞内侧有压痛。心脏瓣膜疾患：巨阙发胀，心俞外侧至膏肓处有过敏点。经气虚、功能低下：三阴交、水分、肾俞均有压痛。

（6）小肠经：小肠俞、关元、养老、小海、下巨虚等。取穴见图1-2-6。

小肠经病：关元、养老有反应。被风寒所侵时，天宗、风门、小海均有压痛。小肠经病移于心经时，取关元是有效的，如灸关元治心律不齐。小肠经气受阻的肩胛痛时，下巨虚呈压痛，针之有效。小肠俞部位的腰痛，养老有明显压痛，针之有效。

（7）膀胱经：膀胱俞、中极、金门、委中、昆仑、天柱、

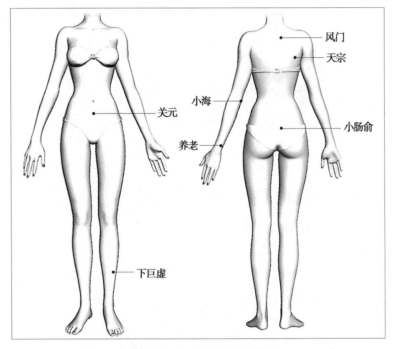

图 1 - 2 - 6 小肠经病触诊穴

八髎等。取穴见图 1 - 2 - 7。

经气实热：委中穴皮温高，络脉充盈。湿热下注，经气受阻，中极、金门、膀胱俞有压痛。被风寒所侵，天柱、八髎、承山呈压痛。经气虚时，按中极、膀胱俞有快感。

（8）肾经：肾俞、京门、水泉、水分、肓俞等。取穴见图 1 - 2 - 8。

肾经为病：水泉、水分、肓俞均见压痛。

肾脏为病：肾俞、京门有压痛。当肾排泄功能受累时，筑宾穴呈阳性反应（硬结、压痛）。因此，灸筑宾有解毒之效。泌尿系有故障时，八髎穴有压痛。

（9）心包经：厥阴俞、膻中、郄门、大陵等。取穴见图 1 -

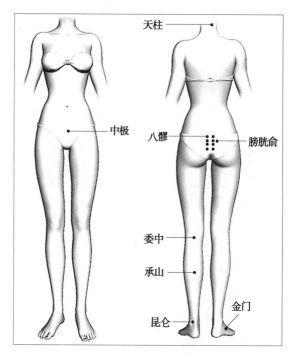

图 1 - 2 - 7　膀胱经病触诊穴

2 - 9。

　　情志不遂、哭笑不定：膻中、郄门均有明显压痛。妇女月经失常、痛经或少腹有瘀血时，间使至郄门处绷紧或压痛，针之可调经止痛逐瘀。心悸动，按压厥阴俞、膻中有缓解之效，灸之亦效。

　　（10）三焦经：三焦俞、石门、委阳、会宗等。取穴见图 1 - 2 - 10。

　　经气受阻，会宗、委阳、石门均呈压痛。经气实热，三焦俞一带绷紧，会宗压痛强烈。尿闭，属三焦经气不宣者，石门呈胀满。

　　（11）胆经：胆俞、日月、天宗、京门、阳陵泉、外丘等。取穴见图 1 - 2 - 11。

　　胆囊炎时，日月、京门、天宗有压痛。胆经实热：外丘皮温

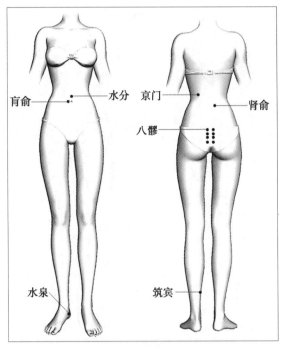

图1-2-8 肾经病触诊穴

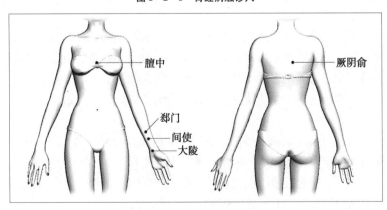

图1-2-9 心包经病触诊穴

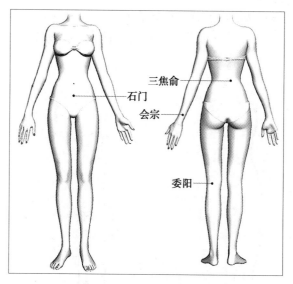

图 1 - 2 - 10　三焦经病触诊穴

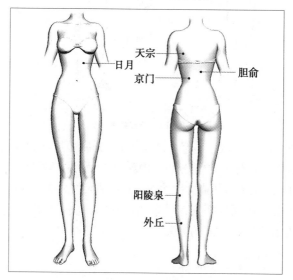

图 1 - 2 - 11　胆经病触诊穴

高。经气虚：按胆俞、日月有舒适感。

（12）肝经：肝俞、期门、中都、曲泉等。取穴见图 1－2－12。

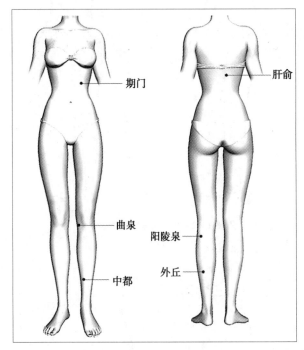

图 1－2－12　肝经病触诊穴

经气郁滞（失眠、易怒、高血压）：肝俞多见高肿、压痛，中都呈强压痛。肝炎（经气实热），内踝上 2 寸至中都处呈过敏带，阳陵泉与外丘有时亦呈压痛。性功能失常：曲泉按之痛或酸麻。

按上法找出病经病穴，结合四诊八纲，决定病因、病位、病性，可为治疗提出有效的方案。

（二）针刺效应检查

在诊察中，对未明确病在何经时，可施针刺检查，通过针刺后的效应，来判断病之所在。

（1）针刺郄穴与其所属背俞穴的第一行时，症状见缓解或消失者，可视本穴所属经络为病。此法对急性病尤其有效验。不见效者，可考虑病在他经。

如胸痛，不知病在何经。曾按肝经病（肝郁气滞）治之不效。又按胸阳不振，肺气不宣治之，亦不效。后转经用此法，当刺心包经郄穴（郄门）和厥阴俞内侧 1 寸处，胸中顿觉舒畅，胸痛减轻一半。定诊为心包经病，续针 3 次而愈。

（2）针刺经络的起止穴，症状见明显缓解，多属本经为病。

如：一妇女患腹痛，从胃脘至脐时常窜痛，半年余。经医按脾胃虚寒治之不效。后又经医按肝胃不合治之亦不效。前来针治，经络检查无明显失调，唯胃经略有所差。对症治疗：针中脘、天枢、足三里、公孙、胃俞等，经数次不见好转。此时，不知病在何经，便试用起止穴验病法。经 3 天试针，病者自感针涌泉、俞府有效。即定诊为肾经病，按肾经病调治半月余而愈。

（3）针刺人迎和太渊，可辨病之阴阳。刺人迎后，病状改善，可视为阳经病。如阳亢型的高血压，刺人迎后，血压下降明显，一般可降 20 毫米汞柱以上。阴虚型的高血压，刺人迎后，仅降 10 毫米汞柱左右。

刺太渊后，症状改善，可视为阴经病。

如头痛，胸、背痛，胸满气逆，咳嗽，不知病之所苦，在阴在阳，取太渊有一定的鉴别价值。

（4）鉴别脾阳虚与肾阳虚的灸法。灸昆仑有效者为肾阳虚；灸梁丘有效者为脾阳虚。

如慢性腹泻，多属虚证，病程较长，病情复杂，一时难辨。命门火衰，不能温脾化湿而致腹泻者，为"肾泄"。脾阳虚弱，不能运化而致腹泻者，为"脾泄"。当两证之脉证相似不易分辨时，按上法施灸，既可鉴别，又可施治，一举两得。

（5）针刺阳性反应点，过敏带的中点，见效者，可考虑本

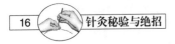

部所属经络为病。

（6）针刺后，得气缓慢或不得气，多属此经气不足，预后不良。

注意：此种针刺验病法，要求取穴准确，手法纯熟。否则无诊断价值。

 ## 二、病因选穴

治病必求其本，一则病因为本，二则正气为本。按病因选穴配方，治疗不易迷失方向，实为一种重要的选穴方法。

1. 外因的选穴规律

风寒：风寒之邪多由表入里。亦有因阳虚，且阴经无阳气所主，寒邪直入阴经或脏。风多犯上焦，寒多犯下焦或中焦。

治风多取：风门、风池、风府、风市。灸大椎旁开2.3寸处可祛风疾。

治寒多取：肾俞、关元、三阴交。

暑：热邪所伤，宜"热而疾之"，"菀陈而除之"。急于十宣、十二井穴点刺出血，于委中、曲泽、鱼际、然谷等穴位，视赤络者点刺出血。

湿：湿邪多伤足太阴经，致脾失健运。宜取脾经、胃经穴位调治。取阴陵泉、足三里、太白、冲阳。再激发肾经，行水逐湿，可取：复溜、太溪等穴。

燥：燥之为病，热亦能燥，寒亦能燥。热能消液，寒主收敛。但不外乎精津血液枯竭而发病。此病以虚为本，热与寒为标。因此，治燥随各脏腑经络之虚实而调治。燥邪多伤肺。取穴：鱼际、尺泽、合谷、曲池、肩髃、肺俞、膈俞、血海、金津、玉液等。

火：气有余，便是火。用针选穴，多取阳经，为治其标，济其阴，培其本。

取穴：阳经如大椎、曲池、内庭、外关、阳池（均施泻法）；阴经如照海、复溜、阴谷（均用补法）。

2. 内因的取穴规律

怒则气上：行间、中都、曲泉。

喜则气缓：神门、大陵、心俞。

悲则气消：太渊、肺俞、尺泽。

恐则气下：太溪、肾俞、俞府。

思则气结：太白、阴陵泉、脾俞。

惊则气乱：内关、通里、丘墟。

若七情损伤，久而不解，可转致郁证。

气郁：胸胁痛，脉沉涩。宜取行间、膻中针之。

血郁：四肢无力，能食，便红，脉沉。宜取血海、大包、曲泉、期门针之。

湿郁：周身走痛，遇寒则发，脉沉细缓。宜取公孙、三阴交、足三里针之。

火郁：心中闷乱，尿赤，脉沉而数。宜取劳宫、少府、鱼际针之。

食郁：纳呆胀满，人迎脉平，气口脉盛。宜取中脘、建里、公孙或灸里内庭。

痰郁：动则喘满，寸口脉沉滑。宜取大都、列缺、丰隆、中脘针之。

内风：多因肾阴不足，肝阳偏亢、情志失常为诱发。取穴：太冲、侠溪、曲泉、风市、太溪、阴谷。

内寒：多见命门、肾阳亏损。宜温肾壮阳。取穴：关元、肾俞、命门、神阙、中脘、足三里，均灸之。

气陷：灸百会、中脘、气海。

精伤：照海、肾俞、京门、中极、会阳。

若情志抑郁、胃气不行，劳役饮食不节，损伤元气，当补足三里，以引元气，并灸气海、建里。若元气不足，应取诸腑经之募穴。若传至五脏为九窍不通，随各窍之病，取其各脏之募穴。

《灵枢杂症论》："人身上部病取手阳明经，中部病取足太阴经，下部病取足厥阴经，前膺病取足阳明经，后背病取足太阳经。取经者，取经中之穴也。一病可用一二穴。"

 ## 三、病机、病位选穴

经络具有输送气血和营内卫外的作用。一旦这种作用受某种因素的破坏，致邪由外侵或病由内生。而病邪的传注无不通过经络。因此经络可视为疾病的反应系统和传导系统。

外因（六淫）先侵皮毛→孙络→络脉→传经脉入脏腑。

内因（七情）先损脏腑，后传经脉→络脉→孙络→皮毛。而病邪在经络之间还互为传递。因此，不掌握病机的变化和病变的部位，仅随证选穴是不够的。

《灵枢·邪客》所载："肺心有邪，其气留于两肘；肝有邪，其气留于两腋；脾有邪，其气留于两髀；肾有邪，其气留于两腘。"

掌握病机的变化和病变的部位，选穴配方有所依据。一则按病位取穴，一则进行阻断病邪传递的治疗，即"上工治未病"、"治肝先实脾"。

根据病因和病机转归，在脏在腑，在经在络，选穴各有准则：

在脏多取俞、募、原。

在腑多取郄、募、合。

在经依巨刺法选穴。

在络依缪刺法选穴。

病在营血要深刺；病在卫气要浅刺；病在气分，走游不定，可上下取穴；病在血，沉着不移，可随病所取穴。八会穴各有所主，临证时随证取之。

四、随证取穴

根据俞穴主治的特异作用，选取特效穴，进行对症治疗。此法在临床中，灵活实用，易于掌握，见效显著。

依据上述辨证与随证选穴，组成治疗处方，概括如下：

针灸处方＝病因治疗的主穴＋病机、病位治疗的主穴＋调整经络平衡的主穴＋症状治疗的主穴。

每个穴均注明：针刺深度、方向、补泻手法、针具、留针时间、灸的壮数与时间等。

第三节　配穴纲要

一、七方十二剂

方剂学讲"七方十剂"，以后又发展成为"七方十二剂"。针灸配穴处方也要讲"七方十二剂"。

（一）针灸处方的七方

1. 大　方

（1）大方的条件：①取穴多；②用针粗；③手法重。

（2）大方的适应证：①脑出血；②多发性风湿性关节炎；③脊髓前角灰白质炎后遗症（此症多侵犯小儿，用针宜细，随刺即起，谓之小儿针法。唯取穴宜多，有时多至三四十穴）。

2. 小　方

（1）小方的条件：①取穴少；②用针细；③手法轻。

（2）小方的适应证：应用在新病、轻病、身体虚弱的患者。

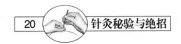

3. 缓　方

（1）缓方的条件：①取穴少；②留针时间短；③间隔日期长。

（2）缓方的适应证：应用在许多慢性而轻微的疾患，如神经衰弱、习惯性便秘等。

4. 急　方

（1）急方的条件：①穴位明显好找；②操作简便迅速；③针灸后立刻见效。

（2）急方的适应证：取穴不拘多少；随时随地都可以应用。例如：抢救晕车、晕船、急性胃肠炎、癫痫发作、小儿惊厥、晕针较重等。

5. 奇　方

只取一穴，中病而止，叫做奇方。例如：牙痛针翳风，癫痫取太冲，头昏针百会之类。另外，只用一穴，屡次使用，病愈为度，也叫奇方。例如：因怒气失眠，屡刺行间；消化不良，屡针中脘；腰痛常用委中。

6. 偶　方

①同名穴两侧都取用，或穴位数目相等，都叫做偶方。

②偶方多用于全身病，使左右经络达到平衡。例如：四关穴，两合谷、两太冲同时并用，或不论采用何穴，必须两侧同样针灸。

7. 复　方

复方有三种形式：

（1）配合法：先取一穴，恐怕力量不足，再加上同样效力的另一穴。例如：头项强痛，取风池，又加天柱。腰腿痛，取环跳，又加委中。

（2）并进法：同时患有两种病，例如：膝关节炎，还有消化不良，针膝眼治膝并节炎，加中脘治消化不良，再配上胃经的合穴足三里，对膝关节和胃病都起作用。三穴同时并用，对这两种病都能收到效果。

（3）分治法：同时患有两种不相连属的病。例如：已患面神经麻痹，又起了荨麻疹。取颊车、地仓、四白、翳风治面瘫，同时又取曲池、臂臑治荨麻疹。分别治疗，不相关联，而两种病同时收效。

（二）针灸处方十二剂

1. 补可扶弱

例如：大椎、陶道治阳虚而兴奋督脉，使腰脊强壮。灸膏肓治肺病虚衰。常灸足三里以健胃而进食增加强壮。

2. 重可镇逆

例如：膈肌痉挛，气上逆而打嗝不止。取内关以治胸中滞气，加膻中为八会穴的"气会"穴，再加日月斜向上刺接近膈肌的附着部。重用泻法，即可止其痉挛。

3. 轻可去实

例如：肝阳上亢，血压上升，头目眩晕。采取八会穴的膈俞为"血会"穴，找准穴位，双侧各埋皮内针一支，10秒后，血压下降，屡用屡效。

4. 宣可决壅

例如：痰涎壅塞喉间，吐之不出，气被痰瘀，呼吸困难，郁闷难忍。用手指抠天突穴，一抠一抬，连续数次，其痰自然吐出。

5. 通可行滞

例如：痢疾便脓便血，里急后重，总像有粪便欲出不出，令患者不可忍受。祖国医学多叫"滞下"。取用三焦经募穴石门，配以大肠经募穴天枢，运用泻法，即能消除瘀滞，减轻症状，数次可愈。

6. 涩可固脱

例如：脱肛，针长强、二白，灸百会，可使已脱出的肛门，较快地收缩还纳。百会、长强都是督脉上部穴，灸百会是"病在下而治上"，针长强是"局部取穴"，刺激肠壁，自易收缩。二白穴靠近大肠经，通过经络"内联脏腑"的功能，可以收涩已脱的大肠末端。

7. 滑可去著

例如：腱鞘囊肿，因扭伤闪挫，多在手腕上起一小包，按之柔软，但不能移位。"著"字同"着"，如"着落"，固定在一个地方。用左手按紧囊肿的包块，以毫针在囊肿的根部，四面横刺，随针挤出黏滑液体像鼻涕的样子。几次以后，囊肿自消。又如针四缝，治小儿肚大筋青。挤出黏液，其腹渐消而饮食日增。

8. 泻可去闭

例如：大便闭结，有因胃肠实热的，有因饮食积瘀的，有因津枯便秘的。《针灸大成》有下法，针三阴交，用呼吸泻法，可通大便。如果在左侧腹结穴埋藏皮内针一支，穴位找准，可以当日排便。

9. 湿可胜燥

燥病发于外的，皮肤干枯，皱纹堆累；发于内的，无故悲伤，精神失常，叫做脏燥。内则消耗津液，而使便燥。虽有风燥、火燥、热燥的区分，原因总是气虚血少，则生热而成燥病。治疗方法，当求病因。补气生血，滋养津液。气会膻中，血会膈俞。取膻中以行气，选膈俞以养血，采太溪以生津。津液充分，燥病自除。

10. 燥可胜湿

《内经》说："诸湿肿满，皆属于脾。"可以发生中满、浮肿、尿闭、皮肤湿疹等症。病源在脾和其表里胃经。选用脾、胃的合穴、原穴，如阴陵泉、足三里、太白以及肾经的水泉等穴，均可通经活络，使脾胃旺盛，肾阳充足，自可胜湿而祛病。

11. 热可祛寒

《内经》说："诸寒收引，皆属于肾。"所以肾为一切寒病的根源。主要除寒在于脏腑的功能，王冰说："益火之原，以消阴翳；壮水之主，以制阳光。"前者是扶阳抑阴以祛寒，后者是补阴抗阳以除热。祛寒的主要穴位为肾俞、关元。

（1）肾俞：祖国医学认为"肾为先天之本"，凡腰以下腹腔内脏和下肢的疾患，痛不移处，无力，不能屈伸、疲倦，尤其是下腹部的肾脏、膀胱、生殖器、大肠、直肠等寒证。针灸肾俞，可见功效。

（2）关元：又名丹田，先天之元气，即先天之生命力，在于此处。手按之时觉有活动之气，以不强不弱，平静者为佳。主治妇女病、男子生殖器、泌尿器疾患有卓效。尤以下腹部常感虚冷、小便白浊、淋疾、遗精、阳痿等症，灸关元可祛寒而补元阳。

（3）体温过低，属于虚寒的：灸治神阙、气海、大椎、足三里等穴最妙。

（4）回阳九针："哑门劳宫三阴交，涌泉太溪中脘接，环跳三里合谷并，此时回阳九针穴。"治疗四肢厥逆，即手足冰冷，皮肤皖白，甚至神昏。治疗时，九穴不必全用，选用3～4穴，或针或灸，至寒退渐温，祛阴回阳为止。

12. 寒可制热

经穴有许多制热的方法，略举数端如下：

（1）常用全身退热穴：大椎、陶道、身柱、风门、肺俞、曲池、合谷、足三里。

（2）急性高热的发汗退热穴：十宣穴、十二井穴、复溜、合谷、涌泉。

（3）急性高热穴：风府、风池、合谷、复溜、太白、内庭。

（4）慢性微热穴：间使、鱼际、涌泉、复溜、足三里。

（5）间歇热：风府、风池、外关、阳池、液门、侠溪。

取穴方法，每次选用2～3穴，轮换使用，辨证施治，发现某经的症状明显，选用某经的穴更好。

二、常用配穴方法

（一）点面结合

医生的工作，是解除病人的痛苦。长时间的候诊已使病人心情焦躁，针灸治疗如取穴过多，再加上针刺时的微痛和心理上的恐惧，就会使病人在原有的疾病痛苦之上又增新的痛苦，这是值得医生深思的。孙思邈在《千金要方·大医精诚》中，反复论述。"凡大医治病，必当安神定志，无欲无求。先发大慈恻隐之心，誓愿普救含灵之苦。若有疾厄来求救者……皆如至亲之想，亦不得瞻前顾后，自虑吉凶，护惜身命。见彼苦恼，若己有之。深心凄怆，勿避险巇，昼夜寒暑，饥渴疲劳，一心赴救，无作功夫，形迹之心，如此可为苍生大医。"孙思邈这种高尚的医德，应该作为每个医生的座右铭。我们久用针灸治病，深切体会到了病人的心理。因此主张少取穴，如能扎一针治好了病就不再扎第二针。著名的《扁鹊神应针灸玉龙经》着重提出："补泻分明指下施，金针一刺显良医。"我们在先贤启发之下，积累有效穴位，研究一针治病的有效方法叫它"一针疗法"。

一针疗法，就是只扎一针，一针并不等于一个穴。在十四经里除任脉、督脉前后正中线以外，其他十二经都是左右两穴，因此一针和一穴不同。俞穴又名刺激点，把只扎一针的叫做一点。十二经的穴都是左右同名两点，只用一侧的也叫一点。经外奇穴四缝、八邪、八风都是八点；十宣穴是十个点；十二井穴是十二个点；这都不在一点的范围内。但是如只选用四缝、八邪、十宣、十二井里的一个部位，仍然可以叫做一点。

1. 一点举例

任脉和督脉有很多只取一穴可以治病的特效穴位。

（1）督脉（图1-3-1）

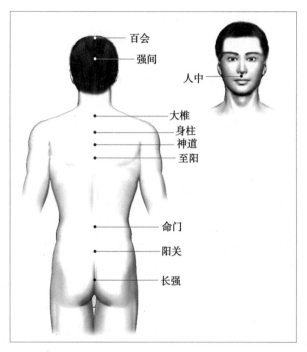

图1-3-1 督脉一穴治病

①长强：可增加全身强壮。痔疣，在疣根小壮周围灸，急性的一次可愈。痔痛、脱肛、出血，第一次刺后，血量可能增加，以后逐渐减少。

青年人肾虚遗精，妇女带下不止，小儿遗尿，老年肛门及膀胱括约肌弛缓，常患屁多或二便失禁，长强穴均可施治，有效。

针法：采取侧卧位，两膝向胸前弯屈，使臀部后耸，以针向脊椎方向刺入2~3寸，刺入深点，效果更好。

②阳关：治疝气痛、腰膝痛、坐骨神经痛、中风先兆、运动肌麻痹。

③命门：人的元气保存在命门。前方与脐相对，具有维持人体生存及生殖作用，乃性命的门户，故名"命门"。

主治：男女精力减退、女子子宫功能性出血、赤白带下。又治各种出血，如痔漏、肠风、咯血、衄血等症。

命门为治腰疼的名穴，腰痛缪刺以命门作为找穴的标志。

④至阳：由于肺病、气管病引起的衰弱症，因胃病引发的食欲不振，消化不良，形体瘦弱，形容憔悴，均可采用此穴。又治脊髓性麻痹引起的手足牵动疼痛。

⑤神道：穴在心俞内，与心俞、神堂呈水平。心主藏神。神道穴治神志病、心脏病、头痛、健忘、心律不齐、神经衰弱、癔病、小儿抽风。

⑥身柱：感冒发烧，针身柱可以退热。主治癔病、癫痫、小儿疳疾，为小儿保健穴，可针可灸。预防感冒及一切传染病，针刺得气，行补法，留针20分钟，每天1次，连续3天。

⑦大椎：增加强壮，激发周身的阳气，振奋精神，补虚扶弱。为治疟疾的名穴。亦治呕吐、鼻出血，还治因肺病引起的发热。鼻炎可灸此穴。用粗针刺大椎，针感至两肩臂，可治脊髓空洞症。

以上7个穴，长强在尾骶前方，其他6穴都在脊椎两个棘突之间。找穴要准，持针要正，指力要强。刺入深度，因人之瘦胖而异，以得气为主。针感有的往下麻，有的往前方麻，亦可根据需要而调整之。

⑧强间：主治癫痫、狂症。高血压、低血压等所引起的各症，如项强、呕吐（脑膜刺激症状）、头痛、眩晕均有效。

⑨百会：阳经的总穴。凡属脑系神经系的病均有效，痔疮、脱肛、心脏病，灸百会多效。瘀血性头痛，可用三棱针刺百会使出血如豆许。

⑩人中：抢救休克，因在三角区，刺时宜特别慎重，有上唇动脉，用针宜细小，刺入点在人中沟上1/3处，用一手捏起上唇用45°角斜刺。亦治水肿、糖尿病。治腰脊作痛有"人中疗法"。

（2）任脉（图1-3-2）

①关元（小肠募穴）：又名丹田，藏先天的元气，为足三阴

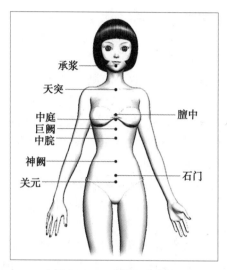

承浆
天突
中庭
巨阙
中脘
神阙
关元
膻中
石门

图 1 - 3 - 2 任脉一穴治病

经任脉之会，练气功时所说的"意守丹田"即是此处。以手按之觉有活动之气，不强不弱，平静为佳。如果像按蒸饼一样，毫无反应，说明先天之气为虚衰之象。

灸关元可补元气。治妇女病，男女生殖、泌尿系统疾患；下腹部常感虚冷的小便白浊、淋溺、遗精等症，均可灸之。亦可针刺。

②石门（三焦募穴）：治肠疾患，肾炎水肿，尤其是对腹水有效。《针灸大成·禁针穴歌》："石门针灸应须忌，女子终身孕不成。"虽不尽然，但石门穴却有避孕之效。其法：用骨度法找准穴位，针刺得气，用泻法，留针 20 分钟，每 5 分钟行手法一次。连针 3 天。每次月经后如法针 3 次。

石门穴可以避孕，其旁 5 分为肾经的四满穴，可治不孕症。石门属任脉，任主胞胎，故有避孕之效。肾为先天之本，针四满则使先天强壮，故治不孕症。两穴仅相距 5 分，其效果截然不同，为颇有兴趣的问题。

③神阙：穴在脐中，通常不能针刺，可施间接灸法。中风脱症、内脏下垂、脱肛等症均可灸之。先用薄绵纸放在脐上，以手指压成凹陷，陷中填满盐末，艾炷如红枣大，一般灸7壮，中风脱症有时灸至数十壮，至汗收，肢温，神志清醒为止，可以救垂危之症。

④中脘（胃募穴）：在胃的中部，是治胃病的名穴。亦治蛔虫入胃中，产生剧痛，欲吐之不出，针中脘久留，虫即由口中出，亦为临床往往遇到之事。

⑤巨阙（心募）：募穴是慢性病常用的配穴。可治心区经常不畅的冠心病，对膈肌痉挛、神经性呕吐、慢性胃炎的消化不良，均可使用。

鸠尾穴在胸骨剑突下，与肝圆韧带及膈肌相近，刺入的难度较大。治精神病，初次用孙思邈十三穴；第二次用鸠尾，可以巨阙代之。

⑥中庭：由于其穴的部位，对心脏病、胸中郁闷、食管病使食物不能咽下、呕吐不止等症，均可使用。

⑦膻中（心包募）：八会穴气会膻中，凡一切气病，如气滞、气郁、气促、气喘、呼吸困难、胸痛、胸中胀闷均可使用。需从四诊辨明虚证实证，虚证则针尖向上，实证则针尖向下，叫做迎随补泻。

妇人产后乳汁不足，灸膻中有效，初产妇比经产妇效果更好。

⑧天突：风寒咳嗽、老年慢性气管炎、扁桃体炎针天突均有效。找准穴位，先用手抠十余下，以免针时咳嗽。

痰涎壅塞咽喉，吐之不出，闷塞危急，可用手指抠天突穴，其痰自易咳出。

⑨承浆：面部疾患、三叉神经第三支疼痛、下齿作痛，面瘫口歪较甚、中风初期不能言语，均可取用之。

2．二穴举例

每次治疗，只取二穴，就是只扎两针。在古人名方中，此例极多。

（1）四总穴取双穴时，谓之二穴。

（2）八会穴除膻中、中脘以外，其他六穴，均属双穴。

（3）马丹阳十二针，为著名配穴法，每次均取两穴，互相配合，效果良好。

（4）原络配穴法，采取病经的原穴配以表里经的络穴，疗效甚佳。

（5）俞募配穴法，久病取相应的背俞穴，配以有关募穴有效。

（6）八脉交会，即灵龟八法八穴，分属奇经八脉，都是两穴相配，互相为用。

（7）《标幽赋》："肩井、曲池，甄权刺臂痛而复射。"

（8）《席弘赋》："但患伤寒两耳聋，金门听会疾如风。"

（9）《玉龙赋》："老者便多，命门兼肾俞而着艾。"

（10）《百症赋》："颊车地仓穴，正口歪于片时。"

在日常临床治疗中，只用二穴治病的例子，不胜枚举。例如：大赫两穴治阳痿，针感直达外生殖器；志室或阴谷两穴治遗精；中极、关元两穴治尿床；风池两穴治头痛；左右天枢治痢疾；人中阳关治腰脊痛；带脉两穴治赤白带下；子宫两穴治附件炎；维胞两穴治子宫脱垂；胃俞两穴治胃痛；神堂两穴治失眠；效果良好。

3．三线举例

根据治疗需要，所取穴位在 3 个以上时，纵横斜围，都可以连成一条线。

（1）直线：多属同经穴，例如：肺疾患取肺经的中府、侠白、经渠。心脏病取心经的少府、神门、通里、灵道，以一针由神门直透灵道，沿皮一针透四穴，治失眠、心悸，时常用之。

（2）横线：横线多系几个经配合的穴而连成一横线。例如：神志病取神道、心俞、神堂。神道是督脉穴，心俞是膀胱经第一行，神堂是膀胱经第二行，5 个穴横看是一条水平线。《黄帝内经》说："心藏神"，"心者君主之官神明出焉。"神道在心俞以内，顾名思义就是治"神"的疾病。心俞的外边名"神堂"由心俞而取的穴名，这几个穴同用，有集中火力，攻打重点的作用。但是首先要求取穴要准，这 5 个穴针完必须成一整齐的横线，方可谓之找穴准确。

腰痛取命门、肾俞则呈一短横线。

（3）斜线：

前头部：上星、本神、率谷，成为拐弯的斜线。

胸部：膻中、云门，成由胸骨至腋下的一条斜线。

腹部：左期门、滑肉门、右大巨、居髎 4 个穴，成为由左胁下行经腹部，横行到右小腹，而终于右髂部的一条弯曲斜线。

（4）周围线：腕关节、肘关节，均可由手六经的原穴与合穴连成周围线。经络测定采用原穴或合穴，甚为方便。

膝关节、踝关节的周围亦可连成周围线，需在膝踝上下 2 寸范围以内，因膝踝周围的穴位上下错落，不如腕肘穴位的排列整齐。

胸、腰、腹各部均可连成周围穴。随指一穴，联想其周围线各穴，亦是复习经穴的好方法。周身穴位就是和疾病作斗争的重要据点，好比战争时的军用地图，不熟悉地理，无法指挥作战。用药如用兵，古有明训，用穴亦不例外。

4. 四　面

四面就是把所取的在一个不太大的范围内的几个穴，用虚线可以连成各种形式的面积。例如：四神聪呈方形，前顶、通天呈三角形；大椎、大杼呈小三角形；身柱、神道、一侧心俞呈斜三角形；两脾俞、两胃俞呈扁方形；两肝俞、两肾俞呈长方形；长强、会阳呈小倒三角形；阳关、志室呈大倒三角；中脘、期门、大巨，名大五柱，水分、肓俞、大巨呈雁塔；滑肉门、肓俞、气海呈倒雁塔之类。周身附近穴位，均可连成多种多样的形状，谓之四面。总的称之为"一点二穴三线四面取穴法"。

有人提出问题说："我不懂针灸，你提出来的点线面这些名称，稀奇古怪，是不是故弄玄虚，令人莫测其高深呢？"我郑重地回答说："不是的。针灸有几个关键，头一个就是经穴，首先弄清经络走行，然后把十四经360多个穴要了如指掌。循经找穴法要熟悉哪一个经多少个穴，顺数逆数，如掌上观纹，可以闭上眼睛找穴分毫不差，并对附近的经穴能够横排、斜排，随便说出某穴，能够应声找到，并且把附近的其他经穴也能准确指出。正像《标幽赋》所谓'取五穴用一穴而必端，取三经用一经而可正'，就是让针灸医生先把经络和经穴弄熟，作为坚实的基本知识。又如出去参观针灸临床实况，看什么？首先看他的针具，即所谓'先令针耀，而虑针损'。所用的针耀眼明光，不锈不弯，就先给人以一种赏心悦目的感觉。其次看他找的穴准不准，针刺以后，针的角度正不正，几个穴连在一起，是否一穴成点，二穴成对，3穴以上成线，近距离的穴成面，从这里能看出基本功是否过硬。这里是总结经验，并启发人如何锻炼基本功，你以为如何？"客点头者再，含笑而去。

（二）循经取穴

经络发源于脏腑，它的走向在脏腑之间的那一部分叫做"体内循行"。从体内延伸到体表，在体表面的走向叫做"体外循行"。脏腑和体内的走向就像树的根本，体外的走向就像树的枝叶，所以脏腑与体表通过经络作为纽带而内外沟通，彼此反应。能够表里相通，内外呼应，前后左右，互相影响，从而联系成为一个统一的整体，故叫做"内联脏腑，外络肢节"。

经络的个性（特异性）有三：一是每条经脉都有自己单独的体内、体外循行路线；二是每条经脉都能反映出与其密切相关

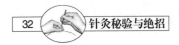

的疾病和症状；三是每条经脉都有其特效的穴位。

经络的共性（普遍性）亦有三：一是"内联脏腑，外络肢节"；二是前后左右，互相对称，而彼此呼应；三是十二经脉、奇经八脉都分别以头面、五官、手足终末为集散之地和首尾之端。

现将几种循经取穴的治疗法介绍如下：

1. 辨证循经取穴

辨证施治是中医的精髓。每治一病，必须审证求因，立法施治，如矢中的。例如失眠症，原因很多，认清病因，循经取穴，见图1－3－3。可以收到满意的预期效果。

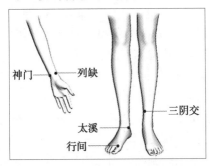

图1－3－3　辨证循经取穴

失眠症的辨证施治，循经取穴：由于精神刺激而引起的属于心，取心经神门穴。怒气伤肝所致的取肝经行间穴。忧思伤脾所致的取脾经三阴交穴。悲哀伤肺所致的取肺经列缺穴。惊恐、受寒或房劳伤肾所致的取肾经太溪穴。

病例：

刘某，女，13岁。沈阳市柳条湖小学学生。

1974年7月14日来诊。主诉：失眠达4个月之久，每夜长时间不能入睡，好容易睡了而又片时即醒。曾经服用各种催眠、安神、养心、补血等中西药均告无效。

诊见：神情疲倦，面色青黄，形态瘦弱，脉来沉弦，左关明显，询问其母，言平素脾气暴躁，经常发怒，怒后则失眠更甚。

诊断：肝阳上亢失眠症。

治疗：实证宜用泻法，应刺大敦。但大敦为井穴，不能使用手法，乃以荥穴行间代之。

效果：每天1次，连续针刺4次，睡眠可达8小时，从此痊愈。

2．首尾循经取穴

即病在经脉的起端穴，针其止端穴；病在经脉的止端穴，针其起端穴。起端为首，止端为尾，所以叫"首尾循经取穴法"。此法治疗经脉首尾穴局部疼痛、麻痹，而对疔毒尤为特效。

疔毒的好发部位为面部、口唇及手足，且往往生在穴位上。主要症状：疼痛，发热，恶寒，心烦，恶心。亦有出现红丝者名曰红丝疔。可在红丝尽头处，以三棱针点刺出血。

病例：

王某，女，16岁。沈阳市某中学学生。

1974年10月20日来诊。主诉：突然右颊红肿疼痛，在鼻骨旁起一水疱，曾经呕吐一次，心烦特别厉害。舌质干、色赤，脉象沉数，右关更为明显。血常规化验：白细胞15 400/毫米^3，分叶90%，淋巴10%。

辨证：从脉证分析，属胃中积热，发于面部，水疱正起于胃经四白穴处。

诊断：面疔。

治疗：采用首尾循经取穴法，选用胃经右足次趾端的厉兑穴。以28号5分长的不锈钢针，急刺重插，不用手法。因为粗针重刺井穴，就是泻法。

效果：针入以后，留针20分钟，心烦减轻。术后血常规化验：白细胞8100/毫米^3，分叶70%，淋巴30%。次日复诊面部水疱已无，除右颊微赤外，一切症状消失。

3. 两端循经取穴

确诊为某一经的疾病后，即采取某经的起止两端穴位，由两人持针齐刺，同时进针，同时用手法，得气后同时起针。例如：胁痛属于胆经的经脉循行部位，即取足窍阴、瞳子髎两穴。本法对于一些以疼痛为主的疾病如痛痹、胃痛以及运动功能障碍导致走路、举臂受限等，颇有效。

病例：

王某，男，34岁。沈阳自行车厂工人。

1975年1月31日来诊。主诉：近半月以来，左臂由肩到手发麻，第四指知觉迟钝，举臂困难，手不及头。

诊见：精神疲倦，面色萎黄，舌质润，尿少，下肢微肿，六脉沉细。

辨证：沉潜水蓄，四指不灵，经属三焦，决渎不利，尿少微肿。而左侧三焦经发生阻滞，气血不充，故而麻木。

诊断：肌痹。

治疗：采用两端循经取穴，针其左侧关冲、丝竹空。

效果：针后左手可以上举，麻木亦轻。针2次麻木止，3次一切症状均愈。迄今无恙。

4. 远端循经取穴

本法与首尾循经取穴法不同，首尾循经取穴法只限于一经，此法为多经的。取手三阴经的起穴和手三阳经的止穴。也不必拘泥首尾穴，距首尾穴附近的穴也一样有效。

病例：

王某，女19岁。辽宁省新民县梁山公社下乡青年。

1975年10月30日来诊。主诉：近1个多月由于受凉，手指抽筋，一日数次。近3天手指拘挛，握固难开，强力扳指，则呼痛而仍不能伸。曾经服药、针灸治疗均无效。

诊见：形体尚壮，面色㿠白，手指僵硬而冰凉，舌润无苔，六脉沉迟。

辨证：从形色脉证，均属寒致血凝，经络受阻而瘀滞。

诊断：鸡爪风。

治疗：局部取穴，针八邪、三间、大陵等均无效。邻近取穴，曲池、手三里、天井等亦无效。遂采取针刺手六经的远端穴，或首穴或属穴，随其循行走向而定。

效果：远端首尾穴，对手指疾患效如桴鼓。针刺中府则大指开，针迎香则食指伸，针天池则中指松弛，针丝竹空则无名指灵活，针刺极泉需抬肩露腋，可改为青灵，则小指伸直。小指属心与小肠二经，表里相关，刺一经而两经共同有效。针后遂愈。取穴见图1-3-4。

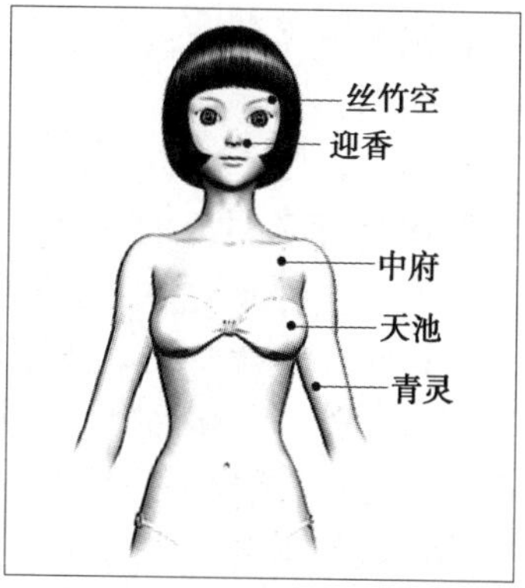

图1-3-4 远端循经取穴举例

5. 表里循经取穴

经络"内联脏腑"，脏腑各有表里关系，经络亦随之变应，表病治里，里病治表，谓之表里循经取穴，但需以辨证取穴为原则。

病例：

贾某，男，46岁。沈阳薄板厂工人。

1975年9月9日来诊。主诉：从1966年开始胃痛，由于饮食停滞而发生，时轻时重。近数月经常作痛，大便溏泻，四肢倦怠，肌肉消瘦。其痛甚苦，服药针灸，治疗不愈。

诊见：面黄肌瘦，手足发凉。舌润无苔，舌边有齿痕，脉沉迟，右关尤甚。

辨证：胃主纳谷，脾主运化，脾虚不能化谷则便溏。脾主四肢，则手足冷；脾主肌肉则形体瘦；其脉沉迟则主里寒。

诊断：虚寒胃痛。

治疗：其痛在胃，病因在脾。虚寒则宜灸之，用知热感灸，艾炷小如麦粒，灸脾之络穴公孙。每次灸 10 余壮，以知热为度。

效果：灸 1 次痛减，共 12 次，手足渐温，大便成形，肌肉渐丰，胃痛痊愈。1 年后随访，并未复发。

6. 原络循经取穴

原络循经取穴，应认病之源，循病之络，原络辨证取穴之法，颇有效应。

病例：

杨某，男，35 岁。人民解放军某部队。

1976 年 7 月 6 日来诊。主诉：上睑不能闭合，不能眨动，久视发酸，时或头痛，逐渐发展，久治无效。

诊见：体壮神疲，面色红润，有忧郁之状，颇以眼睑之病为苦。舌无苔，六脉沉缓，右关左尺均无力。

辨证：《灵枢·经筋篇》："太阳为目上纲，阳明为目下纲。"今病已数年，病灶在太阳，当治其足太阳，并治足太阴，五轮八廓，眼睑总属于脾经。

诊断：上睑麻痹。

治疗：取足太阳之原穴京骨，并其表里经足少阴之络穴大钟，针刺此二穴，灸眼睑总属之足太阴脾俞穴。

效果：应用此法，治疗 15 次，能作瞬目运动，亦无视力疲劳，治 20 次而恢复正常。

7. 募穴循经配穴

为什么上述六法都叫取穴，而及七法则称配穴呢？因为治疗久病，循经取穴以外，必须配以募穴，方能收到预期的效果。

病例：

王某，男，67 岁。五三工厂家属。

1976 年 10 月 3 日来诊。主诉：咳嗽喘息多年，痰亦甚多。夏季轻，冬季重，久则不分季节，发病时则重，不发病时则轻。曾用各种方法治疗无效。

诊见：体衰神疲，面色微白，气息急促，喉有痰鸣，随呼吸而发。苔黄，脉数。

辨证：脉证合参，属于肺热，气促痰鸣，有如喘息。体衰神疲，病久则虚。

诊断：痰喘。

治疗：循经取穴，以肺经的募穴中府为主。对症配天突治痰鸣，膻中治气喘，丰隆以化痰。

效果：针刺9次，症状消失。以后又发作几次，间隔期较长，症状较轻。用上述方法，每治必效，但未能彻底根除。

8. 郄穴循经配穴

久病用募穴，新病用郄穴，是针灸治疗配穴的法则。

病例：

丁某，男，16岁。辽宁省辽阳市小屯公社下旭大队。

1970年我们学院组织医疗队下乡治病。路过一家门口，由院里跑出一位40多岁的妇女，截住我惊慌失色地说："大夫快请到我家救我孩子的命！"我立即跑步进了她家。据说她儿子每年春天发生衄血，今天忽然大量流血不止，用棉花堵上鼻子，血由口里出来，无法可止。

诊见：仰卧炕上，鼻孔塞以棉花，血从口出。面上血迹模糊，地下血水狼藉。精神疲倦，面色苍白，口唇色淡，声微息短。自述头晕心悸，舌色赤而无苔，如去油猪腰子，所谓"阴虚舌"，六脉皆芤。

辨证：四诊合参，证属阴虚。肺开窍于鼻，肺虚血虚之候。

诊断：衄血。

治疗：失血过多，脉证皆呈虚象，气弱血亏，宜先止血，以防虚脱。为急救之计，先用线紧缠其两中指第二、三节缝横纹处，为止衄血的有效验方。然后急刺双侧迎香，其血稍止。又刺双侧孔最，得气后使用补法，其血立止。

效果：孔最为肺经的郄穴，郄穴为治新病的特效穴。肺开窍于鼻，患者平素血虚肺热，每春衄血，于今为重。此次失血过多，所以能速效的原因，主要是先用线紧缠中指以急救止血。次针迎香，使局部血管收缩。急病配郄穴，用以循经补肺，从而衄血得以速止。

（三）验方取穴

古人所留的四总穴、八会穴、马丹阳十二穴以及前人的取穴经验，如《百症赋》、《玉龙歌》、《肘后歌》等共有八十多种，都是历代医疗经验的结晶，谓之验方取穴。

（四）表里取穴

脏腑各有表里关系，由经络相联。针灸治病表里互相取穴，疗效显著。例如肺有病治大肠，肺热喉痛针大肠经的三间、合谷；大肠有病治肺，泄泻针肺经尺泽。其他各经也一样：心病怔忡、健忘、心烦，针小肠经的少泽；小肠经循行路线如某部位疼痛或麻痹时可刺心经少海穴。肝主筋，筋有疾病可针胆经的合穴阳陵泉；胆经实热胁痛、耳聋，可针刺肝经的期门。脾虚不能化谷，针胃经合穴足三里；胃痛不可忍，针脾经的络穴公孙。肾虚腰痛，针膀胱经的肾俞、次髎；膀胱突然蓄水，针肾经大赫、肓俞。

至于表里原络配穴法，为针灸界所共知，不再赘述。

（五）五行生克取穴

心于五行属火，肝于五行属木，木能生火，肝为心之母，心为肝之子。按五行治疗原则，"虚则补其母，实则泻其子"，如怒气伤肝，肝实不得眠，泻其心经神门穴即可入睡。如因心阴不足，失眠多梦，心悸易惊，补肝经的期门穴有效。姑举一例，余可类推。

（六）交经缪刺

针灸取穴，利用经脉左右相通、前后呼应、互相制约、互相调节的特点，早在 2000 多年以前就有健侧行针法，刺络的称为缪刺，刺经的称为巨刺。以后不分刺经刺络，凡属在健侧取穴的都叫做"交经缪刺"。我们研究这种取穴方法，经过长期实践，使"交经缪刺"古为今用，发展为五种方法：

1. 局部缪刺

局部缪刺适用于痛处只是很小一块，直径在 1 厘米以内。找准痛点，画上记号，在对侧相同的部位刺入，按虚实而使用补泻手法，以痛点消失为度。验证方法，以手指按压画好的记号。

2. 左右缪刺

可以使用各种取穴方法，选定穴位以后，左病刺右，右病刺左，在健侧同名穴位针刺。

3. 平行缪刺

适用于胸腹部和背部，前后两侧的经穴遥遥相对。任脉与督脉，肾经腹部穴与华佗夹脊穴，胃经腹部穴与膀胱经第一行，脾经穴与膀胱经第二行，都是前后相对的。除任脉和督脉是单行穴，其他十二经都是左右分布的。例如痛处在左期门，则刺右期门；痛处在右大巨，则刺左大巨。阿是穴亦可如此使用。肩周炎的患者，腋窝上、锁骨下方往往出现明显的压痛，找准痛点，画以标记，在健侧相同部位针刺，针后即手压痛点，痛点有个中心，对侧亦有，不一定一针即打中要害，有时需要三四针才能使患侧之痛点消失。

4. 前后缪刺

凡痛必有一中心痛点，寻得以后，在对侧正相对处针刺，即胸痛刺背，背痛刺胸；腰痛刺腹，腹痛刺腰。对得越准，效果越好。前后均有标志，可以据此上、下、左、右寻取。胸部鸠尾对至阳，腹部脐对命门。我们用缪刺法治腰痛，找到痛点，再量其与命门的距离，例如痛点在命门下 5 厘米，再向左 6 厘米，即于脐下 5 厘米，再向左 6 厘米处针之，针后其痛即止。胸部依此类推。但如痛处恰当至阳，应针鸠尾，切记按针刺常规，不可过深。

5. 上下缪刺

适用于四肢小面积疼痛。其与上述四法不同之处，在于针刺患肢的另一面。例如上肢痛点在屈侧则针伸侧，痛点在伸侧则针屈侧。针刺的关键在于对得准确。下肢依此类推。

说明：

（1）左右缪刺适用于各种疾病，其他四种缪刺，均适用于疼痛。

（2）前后缪刺的另一方法，亦可循经取穴。例如胃痛针胃俞，胆道蛔虫针胆俞，心悸针神堂，遗精针志室之类。随证灵活运用，不可拘泥于一法。

（七）前后取穴

前后取穴和前后缪刺不同，前后缪刺必须前后痛点遥遥相对，分毫不错。前后缪刺限于治疗疼痛。前后取穴则能治疗各种疾病，也不必前后穴位准确相对。例如：《长桑君天星秘诀配穴法》就是记载前后取穴的一首歌。

前后配穴举例：

胃中停有宿食：璇玑配三里。

脏躁：间使配肺俞。

腿肚抽筋：承山配三阴交。

疝气：长强配大敦。

足缓难行：绝骨配冲阳。

胸膈痞满：阴交配承山。

冷风湿痹：环跳配阳陵泉。

（八）上下取穴

举例说明：

头面疾病：刺至阴。

腰腿疾病：针风府。

足跟痛：取风池。

脾病血气瘀滞：合谷配三阴交。

脚气酸痛：肩井配足三里。

绕脐腹痛：阴陵泉配涌泉。

耳鸣腰痛：地五会配耳门。

牙痛或喉痛：二间配足三里。

伤寒过经无汗：期门配通里。

寒肿面肿肠鸣：足三里配内庭。

第四节　针刺手技

针刺手技要达到进针不痛，起针不觉。要求八个字：准确、迅速、不痛、有效。手技公式：准确＋迅速＋不痛＝有效。

准确包括诊断、配穴、找穴、针法各个环节都要准确，丝毫不错。迅速和不痛，需要下一番苦工夫练习。

一、手技训练

（一）练习针刺方法

练习针刺，首先要锻炼身体，只有强壮的身体，才有饱满的精神，精神充足，气血通畅才能从气功入手结合练针。

1. 练臂运掌

练臂运掌是运气练指的基础，既是一种运动方法，可以强健身体，又是运气练指前的基本练功阶段。这一阶段很重要，必须符合练功的规律，每天按规定时间练功，不可间断。

练功方法：身体直立，两脚分开，与肩同宽，两腿用力，稳如柱石，不使身体动摇。共分三个动作。

（1）臂与肩平，向前平举，两手屈于胸前，手心向下，手指端相接，然后由内向外画圆圈32次（图1-4-1）。

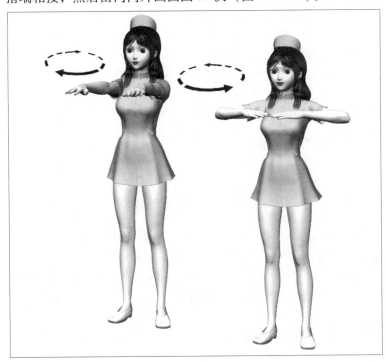

图1-4-1　练臂运掌1

（2）两臂向两侧平举，手心向下，由外向内画圆圈32次（图1-4-2）。

（3）两手向前平伸，手腕及手指摆动；两手同时由左向右画圆圈16次，目视手梢，随手转目。再如上式，由右向左，动作相同16次（图1-4-3）。

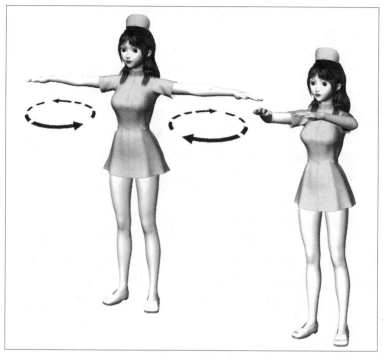

图 1 - 4 - 2　练臂运掌 2

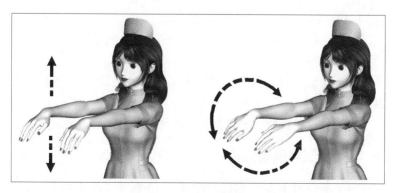

图 1 - 4 - 3　练臂运掌 3

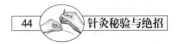

口诀：身如柱石，足与肩宽，屈伸旋平，意守丹田。

2. 练气运指

运用气功呼吸法，先使全身放松，端坐在床上或垂足坐在椅子上，呼吸用鼻子，不用口，练习腹式呼吸。先从鼻孔吸气，舌卷起使舌尖舔上腭，让空气充分吸入肺中，放下舌头，尽力使膈肌下降。这时小腹鼓起来了，试用手摸，感到坚硬。然后慢慢呼出，使膈肌上升，手摸小腹已经柔软缩回，把肺中的气再从鼻子呼出去，这算呼吸一次。呼吸时越慢越好，练到了火候，每分钟只呼吸四五次。比较困难的是心无杂念，精神集中在小腹中间的丹田，叫做"意守丹田"。

周学霆"练奇经八脉"主张"提起督脉，循尾闾、夹脊双关，上行脑顶，下通乎任，循环无端……阴阳维跷，随督而升，随任而降，一升一降，亦得为之舒畅。"这是练气功的捷径，先闭气缩肛，使督脉上行入脑，再通过上丹田而下达任脉。但是结合气功练针法，还得用气功呼吸法，不练针时用练奇经八脉法则效果更佳。

3. 刺入法

按拇、食、中三指常规持针，虎口呈"龙眼"时，针尖指向穴位。然后继续动作，待虎口呈"凤眼"时轻轻刺入穴位（图1-4-4）。

口诀：持针旋捻，全神贯注，龙眼运针，凤眼刺入。

4. 提针法

拇指向前，食指向后，虎口再呈圆形"龙眼"时把针轻轻提出体外（图1-4-5）。

口诀：拇前食后，形呈龙眼，轻巧提出，宁近勿远。

（二）气功练指方法

（1）特制练针枕：用白布缝成长24厘米、宽10厘米、高15厘米的练针枕，里边塞入棉花，下边固定在厚木板上。

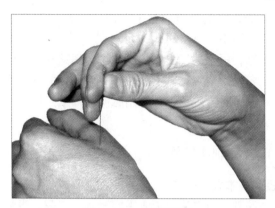

图 1 - 4 - 4 持针凤眼图

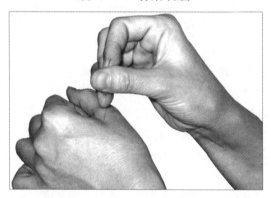

图 1 - 4 - 5 持针龙眼图

（2）练习方法：每天清晨，端坐床上或垂足坐椅上，练针枕摆在面前，用气功呼吸法配合刺入法和提针法。双手持针，在吸气时进针，呼气时提针，针体宜直，刺入不可过深。这样反复练习半个月，再改为呼气时进针，吸气时提针，使呼吸与刺针提针相一致。半个月以后，再用前法，如此反复练习，每天半小时，终身练习，越久越能出神入化，登峰造极。

（3）运气与针的结合：气功纯熟以后，使气通过经络达到手指，丹田之气从下而上通过手三阴而到手指，再由手指通过手三阳而上头面，由上丹田而达下丹田（上丹田即百会，一云印堂；中丹田即膻中，下丹田即关元），从任脉、督脉而通乎十二经及奇经八脉，医生的气由生物电通过金属这种良导体而达到病人的穴位，容易"得气"，然后根据病情而使用适宜的手法。针时病人自有一种特异感觉，针后始有明显疗效。练功越久，其效越高。

（三）各种刺法的锻炼

1. 轻刺基本技能训练

练习各种刺法应先从轻刺入手，轻刺、点刺、浅刺；深刺是进针的深度；快刺、慢刺是进针的速度；直刺、斜刺、旁刺、横刺是进针的角度；反刺、倒刺、多刺、少刺、重刺是针刺的作用。以上各种刺法因人因病而异。

轻刺最难，练习一切刺法都应从轻刺入手。

轻刺的练习分为四个步骤，在练针枕上运气练指练熟以后，即着手练轻刺，轻到似有似无之间。开始在水面练针，即所谓四个步骤"水面练针"：①轻刺棋子。用象棋棋子一个，直径5厘米，厚度2厘米。放在水碗里，让它静止不动。水面练针要单手持针，右手练完，再练左手。针体宜直，刺入要轻，针尖到棋子边上，稍重一些，只重毫忽之微。就要改变平度。刺在中间，棋子立即下沉，让水进到棋子上面，刺在旁边，稍重一些，棋子就会一边翘起，然后漂漂地移动了位置。要像写字似地悬腕而练，功夫到家，不论刺在棋子某一部分只见水微动一下，而所在的位置不变。功夫纯熟，再进行第二步骤。②轻刺瓶盖。用塑料瓶盖一个，大小和棋子相等。放在水碗里，瓶盖的边缘在下，像盖瓶一样，在水中稳定以后，持针在瓶盖上轻刺，这要比刺棋子难练，稍一用力，瓶盖翻转沉到水底，必须达到针刺微动而位置不变，才算及格，这时进入第三阶段。③轻刺海绵。泡沫塑料体质越轻，针刺越易浮动。针尖触到海绵上，海绵稳而不动其位，当然要微颤一下。这也需要一定的功夫。④轻刺水果。水果虽然比海绵体重，但在水中最难稳定。针尖刺上如蜻蜓点水，一刺即抬，使水果在水中刺不移位这是极难的功夫。一不许破皮，稍重一点，针尖就刺入水果皮里；二不许水果移位。要从练刺棋子、刺瓶盖、刺海绵，循序渐进。刺水果在水中不移位，轻刺的功夫才算达到成熟。练轻刺的过程，没有捷径，没有窍门，只有耐心练习。世界上各种技艺都是从刻苦练习而得来的。

学习轻刺就要做到"定脚处取气血为主意，下手处认水木是根基"。这两句话的原意是指能调气和血，取穴要应用子母补泻，济母补其不足，平子夺其有余，水木是代表五行生克。我却从水木二字触类旁通，悟出来这个水面练针法。先练棋子，是从《濒湖脉学》浮脉"如水漂木"来的，以后又想出了塑料盖、泡沫海绵，水浮水果，依次练习，果然收有实效。练好轻刺，再运用"左手重而多按欲令气散，右手轻而徐入不痛之因"。这时的"轻而徐入"与以往大不相同，轻到进针不痛，出针不觉的程度，并不是夸张。

轻刺是练习针刺的手法基础，只有打好基础，才能得心应手，左右逢源，渐进而练其他手法。

2. 点　刺

点刺是轻刺施用于临床治疗的一种刺法。通常用 5 分的短针，拇指、食指捏着针柄，使针体与皮肤呈 15°角。一般是横行的，一条线，且点且退，就像用针尖轻划似的，但是点一下子即退，不许出血。例如口眼㖞斜，上睑不能闭，把上睑用左手按紧，迅速地在睑皮上点划几条线，点后上睑立即可以闭严。我们叫"点睑疗法"。小面积的皮肤瘙痒症，用点刺疗法效果也好。

3. 浅　刺

只在皮内，有直刺、横刺两种。例如上睑痉挛，跳动不止，可以用 1.5 寸 30 号针，把睑皮由外向内轻轻地沿皮下横穿过去，眼睑在解剖上共分五层，穿在最外一层的皮下，叫做穿睑，临床多次使用皆效。皮内针也属于皮内浅刺的范畴。一种是直刺，用拇、食二指捏住短针针体，微露针尖半分许，对初生婴儿及 3 个月以内婴儿即用此法针刺穴位。至于小儿针，就要稍深一些，针入一二分许，不留针。

4. 深 刺

深刺根据所取穴位，刺入应刺的深度。胸背应停在胸膜以外，腹部则达腹膜以外为度。腰部可以稍深。肌肉肥厚的地方，如环跳穴胖人可以深入 24 厘米。天突也有深刺 24 厘米的报道（技术如未达到纯熟，天突针刺过深有发生气胸的危险），其他四肢各穴之类，如阳陵泉在筋骨之间可以用"过梁针"直达阴陵泉。如在肌肉之上，穴下有骨骼则针尖将达骨膜为止。深刺的深度，因穴位的所在部位而有所不同。

5. 快 刺

快刺和慢刺都是针刺时的进针速度。例如：选用十宣穴抢救吐泻的食物中毒病人，用三棱针，持针法需用食、中、无名三指为一方，拇指为一方，针尖稍露在各指桡侧外一分许，手心向上先偏向桡侧转手使针柄向下，急速翻转使三棱针尖迅速点在穴上，十宣穴在 1 分钟内可以刺完，谓之快刺。中风用十二井，肾病用涌泉，都需快刺。为了抢救中风，常取涌泉，因此穴甚痛，非快刺不可。

6. 慢 刺

慢刺是应用在重要的穴位上，如内睛明、天鼎、人迎等穴。睛明穴下深部有内眦动脉、滑车上神经，有的人眼睑上还有青色静脉，针刺宜特别仔细，不可鲁莽。内睛明靠泪囊，人迎、天鼎都靠近颈动脉，肩井下则距肺尖很近，鸠尾旁即肝圆韧带，类似这样的穴还有很多，进针时宜慢。

7. 直 刺

直刺、斜刺、旁刺、横刺都是进针的角度。直刺是从上而下、从前而后、从内而外，垂直刺入，保持针体，不歪不弯，直达应刺的深度。周身大部分穴位都适合直刺（图 1 – 4 – 6）。

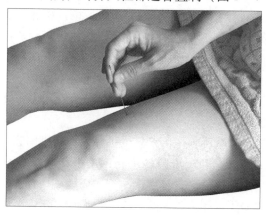

图 1 – 4 – 6 直刺

8. 斜 刺

斜刺由经穴所在部位而决定。例如四白穴恰当眶下孔，针尖必须向下斜才能刺入孔内。人中需捏起人中沟旁的肌肉使针尖向上斜刺。膻中则根据虚实使用补泻，补法针尖向上斜，泻法针尖向下斜。列缺亦依照迎随方向斜刺。督脉和膀胱经、胆经在头顶部（即生头发的地方）的穴位需斜刺。督脉两旁华佗夹脊则应向脊椎方向斜刺，遇有抵抗时知针尖已达脊椎横突之间，不遇抵抗不可深刺，宜拔出一些重新调整。其他应斜刺的穴很多，不再一一列举。

9. 旁 刺

旁刺有几种形式：一种是依穴针刺，欲增加针刺效果，在其旁再加一针，我们叫做"双刺"，后加的可谓旁刺。一种是病邪较深而寒气或寒痹的面积较小，先在最痛处刺入，然后在其两旁各刺一针。《内经·官针篇》谓之"齐刺"或"三刺"。病邪面积较大，先在正中刺一针，然后在四面各刺一针。《内经》叫做"扬刺"。除了先刺一针以外的都称旁刺。

10. 横 刺

横刺又叫"沿皮横刺",即先把针放倒,使针尖沿着皮下向前进行。循着经脉循行路线,一针可刺数穴,此法亦颇有效,且可让病人少受痛苦。例如耳门透听会,治耳聋耳鸣;上脘透下脘,一针四穴,可治胃病。心脊穴横透心俞而达神堂,治神志病有效。

11. 反 刺

反刺法也有数种:一为刺穴的另一面,如里内庭。一种是找穴方法,例如:养老穴需翻转手腕,反手刺之。一种是虚人实症,应补反用泻法;一种是实人虚症,应泻反用补法,都叫做反刺。缪刺也属于反刺之类。

12. 倒 刺

反刺、倒刺虽然都属于进针方向,但不同的是反刺在于取穴,倒刺在于用针。例如,廉泉穴《素问注》"低针刺之",即针柄向下,针尖向上,谓之倒刺。《玉龙歌》:"神门独治痴呆病,转手骨开得穴真。"神门和间使必须握拳使尺侧向上手背对胸而针柄向下刺之,也属于倒刺。

13. 多 刺

宋代徐秋夫的鬼病十三穴,是治癫狂的,单穴五,双穴八,实际是二十一穴,取穴虽多,但有实效。治小儿疳病的四缝穴,对喘息、蛔虫病也有效,虽名为四缝,两手实系八穴。八邪八风八穴,中风七穴,十二井,十宣都属于多刺法。

14. 少 刺

牙痛只刺患侧翳风,如非龋齿,无不应手取效。预防感冒及其他传染病,独取身柱。妇人避孕针石门,难产灸右至阴。小儿抽风取印堂,中风脱症灸神阙。一穴治病的穴很多,不需赘述。

15. 重 刺

我们扎细针,少取穴,提出无痛扎针法"一针疗法",目的在于让已经为病魔困扰的病人少受一些痛苦。但是有些病人,皮坚肉厚，扎一针嫌不解渴，要求多取穴，扎粗针，扎火针，非如此不减其苦，只好重刺。使用手法，不麻不胀，反应迟钝，非重刺不可。惯用梅花针的患者非重刺见血不能去其症状，这是经常遇到情况。

二、进针手技

《难经》说："知为针者信其左，不知为针者信其右。"意思是说针刺时，左手比右手的作用要大。左手叫做押手，可以在刺入时，指切针穴，需要长针时，针刺的过程要左手的手指扶持针体，以防针弯，并保持针的方向准确（图1－4－7）。在针刺前，左手拇指要在已选好的穴位所属经脉上由首至尾，轻轻按压，或用左手食、中、名、小四个指头比齐，在经脉循行路线上，应针穴位的上下轻轻叩打，叫做循。当病人身体活动时，左手立即按扶保持体位不变。押手的作用有这么大，任务这样多，不是非常重要吗？在双手针刺时，左手也同右手一样，可以随便刺入应刺的穴位。右手叫刺手，持针、刺入、提插、旋捻、探索、摇刮，种种手技加以左手共同互相配合而收到预期的效果。

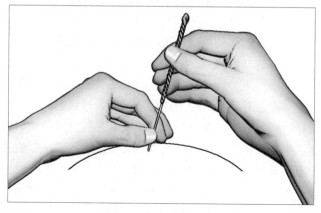

图1－4－7 进针手技

进针手技就按照长针手技训练的方法，押手放在穴位两旁，拇、食二指的中间是穴位，刺手持针按照上述方法刺入，使病人达到得气。

这种龙眼旋捻、凤眼刺入的旋捻进针法，刺入穴位达到应刺的深度以后，不用任何手法，病人会感到针刺入有酥酥的一种愉快感觉。我们在自己身上试验，旋捻刺入法都有这样感觉，不旋捻刺入时，则针入以后，就没有什么反应。从进针手技来讲，前者比后者的疗效高。

三、起针手技

起针时左手先拿一个消毒干棉球，放在针穴，放而不压。右手把针柄活动几下，不快不慢，轻轻拔出。如果感觉针很牢固，拔不出来，可以再往深刺点，然后顺势拔出。所以在针刺时必须在针柄下留有余地，不能深入到使针柄的根部和皮肤贴紧，一者为了拔针不出，可以再深刺一点。另外防止折针，以便取出。如深插以后，还是拔不出来，这种滞针的情况较重，可用押手在针穴的上下沿着经脉循行路线轻轻敲打循按，使血行通畅，自易拔出。如果不顺利的话，仍然拔不出来，只有在附近的穴位再扎一针，应拔的针自然容易拔出，后扎的针也不会再滞。

起针也不是容易的事，学扎针，必须先学起针，如果冒冒失失，一下子拔出来，针孔会出血。只有不快不慢，在针尖将出未出的时候，少停几秒钟，这时用棉球按压，遂即起出。

留针过久，起针时要特别注意，尤其是行针时使用过旋捻补泻手法，更要慎重。因为留针过久，又用过旋捻手法，使皮下结缔组织缠在针体上，拔得太慢，当时微痛，拔出来以后会不觉痛。拔得太快，当时不觉痛，拔出以后却有微痛。这是因为皮下组织缠住针体，缓缓拔出，组织和针体分离时自然要痛。迅速拔出时，一下便将针体由组织纤维里抽出，当时虽不太痛，可是组织难免受到轻微的撕裂，自然要稍痛一些。由于针体过细，这种疼痛是很轻微的，并无不良后果。手法纯熟时，则完全无痛。

针刺以后，病人的体位偶然移动一下，这时露在体外的部分针柄的方向就改变了角度，可知体内的针已经弯曲，急速把病人的体位矫正使之恢复原来的位置。如果针的角度改变过来，知道针体已经直起，慢慢拔出来就行。如果体位恢复原状，而针柄仍然不正，那是针体已经弯曲，可由针柄倾向的这一边慢慢拔出，越慢越好。针拔出来，有时屈成两三个弯，宜急速揉按针孔，病人要痛一些，亦无大妨碍。

起针不慎，有时皮肤起个小包，这是血管在内部被刺破，皮下出血，无法流出，瘀在里边。第二天会出现皮肤青紫，尤其是眼睑上更容易出现，可先给病人冷敷，使血管收缩，以免继续出血。回家后再热敷，促使瘀血消散，过几天就会吸收而愈。

四、补泻手技

补泻手技，通常叫做补泻手法。《金针赋》里就有一切、二摇、三退、四动、五进、六循、七摄、八努、九搓、十弹、十一盘、十二扪、十三按、十四提等手法。这都是很简单的。以后手技逐渐增多，层出不穷，而且花样翻新，什么青龙摆尾、白虎摇头、苍龟探穴、赤凤迎源等，光怪陆离，令人眼花缭乱，莫名其妙。实际这是一种烟幕。正像明·汪石山所说："字虽异而法实同，言虽殊而意则复。"尤其是飞针引气，提针运气等，这本来是很普通的现象。

明·杨继洲在《针灸大成》里直接引用《医统·附辩》五条。第四条是："或问：'今医用针，动辄以袖覆手，暗行指法，谓其法之神秘，弗轻示人，唯恐盗取其法者。不知果何法耶？'曰：'金针赋十四法与夫青龙摆尾等法，可谓已尽之矣。舍此而求他法之神秘，吾未之信也。今若此者，不过为诡妄以欺人耳。'"这段话指出那时候针灸医生的故神其技，在针刺入以后行补泻手法的时候，先把袖口放下（明以前衣服是圆领大袖），手在里边鼓捣，不让别人看见，以保持其神秘，令人莫测其高深。这是一种自欺欺人的伎俩，是不足取的。

关于古代针灸的补泻手法，总计有 44 种，其中重复的、自相矛盾的为数不少。或者写得让人看不懂，经过研究，弄懂了，依法使用，效果也不理想，这是针灸界都知道的。

在 20 世纪 50 年代初期，普及针灸，使十四经穴得到考证，许多经外奇穴不断发展。然而对补泻手法，却一笔抹煞，以轻刺激、重刺激、中等刺激的名称替代，补泻二字，根本不提。这是一种倾向掩盖另一种倾向。得到纠正以后，仍然把古代的一些手法搬出来，或者加以整理，或者作浅近解释，这虽然在继承古代针灸手法上进了一步，但是缺乏实用价值，使初学的人无所适从。为了继承发扬祖国医学遗产，我们应该把这个问题弄清楚。

（一）补泻真谛

补泻手法是针灸学中一大秘密，古今的针灸书上都没有直截了当地说明补泻手法究竟是怎么回事。我们认为补泻手法应从三个方面来说明。

（1）经络虚实："虚者补之，实者泻之"是补泻的主要意义。首先要察经络虚实。十四经各有虚实之不同，即或一经，除任、督以外，十二经各有左右虚实之差别，或左虚右实，或右虚左实。《内经》说"左盛则右病，右盛则左病"，即已说明经络虚实变化与疾病的关系。

（2）经穴虚实：经穴的特异性，有虚实之分。例如：大椎、陶道、身柱、神道、命门、气海、关元等穴，针刺不用手法也会起到补虚的作用。八邪、八风、十宣、十二井等穴，针刺不用手法，也会起到泻的作用。

（3）疾病虚实：根据四诊八纲，辨别病位，检查病穴虚实。

手指按压，无异常感觉，是正常穴。有不寻常的感觉，则属于病穴。按压病穴，自然辨别虚实，如按之虚软，无反射弹力，皮肤发凉，穴位下陷，按压之觉舒服等皆属虚穴。按之坚实，有反射弹力，或有硬结，强压发痛等，皆属实穴。

以疾病虚实，身体虚实，经络虚实，经穴虚实，针刺得气，针感觉强，传导灵敏，针刺入以后，随得气而症状减轻时，尤其是针感直达病所时，可以不用手法。如果得气以后，仍然不见效果，即可施行适宜的补泻手法。

（二）针刺与得气

针刺入到一定的深度，病人在穴位处会产生一种酸、麻、胀、沉的感觉，最明显的是像触电一样的发麻，其次是局部很难受的发酸，再次的感觉是发胀，最次的感觉是像压迫似的发生沉重。凡属有上述感觉的一两种，都叫做"得气"。

《黄帝内经》的刺针法，必须达到"得气"。如果针刺以后，没有得气，应该停针待气。得气以后，可以起针。因此，留针的时间，以得气不得气为标志，并没有固定时间，也不可千人一律。针后一概留针多少分钟，留针时得气不得气不去管它，到了起针的时候，也不管得气不得气，一律拔掉，这都是违背针灸操作常规的。

元代著名针灸家窦汉卿著的《标幽赋》里描写得气的情况很细致。窦氏主张：十二经各有气血多少不同，得气的情况也有快有慢。针刺以后手下有轻浮、滑虚、迟慢的感觉，这是没有得气。如果是沉重、涩滞、紧实的感觉，就是已经得气。得气以后，病人感觉症状减轻，就可以起针，否则再多留一会儿。气来到的情况，感觉针下沉紧，就像钓鱼的时候，钓饵被鱼吞下，手里的针又沉又紧，不稍微用力就拔不出来，那是真正得气的现象。张景岳说：针扎下去，好像扎在豆腐里一样，轻轻一拔就拔出来了，那是没有得气。得气快的，病好得快；得气慢的，病好

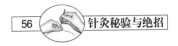

得慢。始终不得气的，说明这个病很难治愈。

针刺疗效的关键，在于得气不得气。验证得气的方法有三种：一种是用眼睛看，病人有难受强忍的表情，感觉麻、酸、胀、沉，就是已经得气。一种是问，有没有发麻发酸或者发胀发沉的感觉。一种是医生手下的感觉，针下沉紧，"气至也如鱼之吞钓饵"。如果需要用补泻手法，必在得气以后，才能使用。若是不需要用什么手法，得气后就可起针。医生针刺时，自始至终，从刺入到起出，应该针不离手，手不离针，直到针完为止。往往作针灸的人，把针扎完，不管得气不得气，一概留针，就去治另一个病人，或者去干别的事，也有喝茶、看报、闲谈的，到一定时候，也不管得气不得气，起下针来，完事大吉，我的任务完成了。至于病人有效没效，不闻不问，凭他自来自去，这是很不应该的。

（三）针刺得气手法

1. 探刺寻找

解剖学记载，有的人畸形，如肋骨中间生一支横肋在两肋之间，或者血管、神经的走行和别人有差异。经络也是一样，有的人经络循行有差异，例如脉有反关脉，是指寸关尺的部位没有脉，在阳溪、列缺两穴之间有脉，叫做反关脉。因此，虽然依照常规取穴，有的人穴位或经络稍偏一些，相差毫厘，针刺入却不能得气。只有把针提出1/3，再向前后左右，反复提插寻找，终究会找到穴位的中心而达到得气。只要耐心、仔细地寻找，一定会找到，病人也无痛苦，这叫探刺寻找。

2. 上下按压旋捻

针刺以后，没有得气，可以用刺手捏住针柄，上下按压旋捻，按压提插也叫捣法。这样手法，是寻找得气的另一种方法。

3. 催气手法

（1）旋捻催气法：右手拇、食二指，捏住针柄，另用中指

第一节在食指后面顶住针体，运用左右轻度旋捻，使针体旋入旋出地进退提插，3～5分钟即可得气。

如患者感觉迟钝时，可另加雀啄术，即加重捻转力量，将针频频向下捣按，如雀啄食，再向上引提，反复施行。此法需有指力，方易成功。所以针灸医生，必练指力。

（2）刮针催气法：左手拇指端压按针柄头上，略向下用力，两手食指弯屈，指背相对，夹住针体。另用右手拇指爪甲在针柄上频频上下刮之。经过数分钟，即可得气。此术需在平时练习纯熟，临用时方可得心应用。

旋捻与刮针二法，可交互使用之。

4. 使针感上下传导法

针刺得气以后，发生的麻、酸、胀、沉叫做"针感"。根据病情需要，使针感上下传导，其法有二：

（1）探刺感传法：将针对准穴位刺入，随意轻微旋捻，其感传自然向一个方向传去，如果这个方向不是所需要的，则把针提出一部分，再向稍偏的部位刺入，加以旋捻，如此几次，自能传送到预期的方向。有时一两次即可寻到，如果寻不到，耐心多找几次，可以成功。

（2）按压感传法：得气以后，欲使针感向上传导，可用左手拇指在穴位下边用力按压，右手向上轻轻旋捻，自然向上传导。欲使针感向下传导，可用左手拇指在穴位上边用力按压，右手轻轻向下旋捻，针感自可下行。

（四）补泻手法六种

现在针灸界通用的有六种手法。

1. 迎随补泻

"迎"是迎接的意思，向着经脉循行路线，从尾端往首端叫迎。"随"是随从的意思，顺着经脉的循行路线，由首端往尾端叫随。

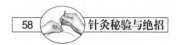

迎随补泻在开始针刺时使用。针尖沿皮斜刺，以30°角而刺入，顺着经脉循行方向针刺的是随，属于补法。迎着经脉循行方向针刺的叫迎，属于泻法。针刺角度较小，针体离皮肤接近，可以使经脉受到的影响较大。

2. 开合补泻

开合补泻是在起针时使用的。

开是泻法。起针时迅速旋捻，如觉针下空松，即快速上提，左手拇、食二指夹针，重力按压，右手快捻，急速拔出，不加揉按，并将左手拇、食二指向针穴两边扒开片刻。使病邪从针孔排出，所以叫开。

合是补法。起针时微旋针柄，徐徐上提，针尖将要拔出来的时候，用左手拇、食二指，向下轻压，右手徐捻，将针起出，急速揉按针孔。

如果在扎针时使用迎随补泻，起针时使用开合补泻，两者结合起来，效果更好。

3. 呼吸补泻

呼吸时要深而长，而且要用口而不用鼻。

补法，吸气三口，呼气一口，就是呼气要比吸气时间慢，呼气一口等于吸气三口的时间。呼气时，待已经把气呼出后，再进针，待吸气三口，腹部膨满时出针。

泻法，吸气三口，待腹部鼓起时进针，等到呼气时气已经完全呼出，腹部落下去时出针。

采取呼吸补泻，一律用卧位。让病人注意呼吸，还可以缓和病人对腹部针刺的紧张。针胸腹时按上述原则，注意查看病人腹部的起落，而随之进针起针。针其他部位时，也要眼看腹部，随着呼吸时腹部的起落，按腹部补泻进针、起针的原则而操作。

4. 提插补泻

重插轻提9次为补，插时要重些、快些，提时要轻些、慢些，但刺入的深度不变。

　　轻插重提 6 次为泻，插时轻些、慢些，提时重些、快些，但针刺的深度不变。

　　病人能够耐针，毫不畏惧，欲增强疗效时，可以反复多做几次。

5. 旋捻补泻

　　龙眼为旋，即拇指向前、食指向后（虎口呈圆形叫做龙眼）；凤眼为捻，即食指向前，拇指向后（虎口呈扁形，叫做凤眼）。

　　补法，轻捻重旋 9 次为补，比如重旋为 20°，轻捻为 5°。

　　泻法，轻旋重捻 6 次为泻，比如轻旋为 5°，重捻为 20°。

　　旋捻补泻的难度，在于结合迎随，反其迎随之规律则不但无效，且有副作用出现。

6. 烧山火与透天凉

　　（1）**烧山火补法**：适用于虚寒证。选好穴位，针刺得气以后，这时拇指用力向前做龙眼推旋，当拇指向前推旋完毕，左手拇、食二指用力夹住针柄上端，不使针向回松劲，急用右手拇指指甲，从上向下刮动针柄。这时病人酸麻的感觉就变为热的感觉，这种热由针穴局部向远处传导。

　　（2）**透天凉泻法**：适用于实热证。选好穴位，针刺得气后，拇指用力以凤眼法向后拉捻，急用左手拇、食二指夹住针柄上端，夹得紧点，固定针柄，不使它向回松劲，然后用右手小指指甲，从下向上刮动针柄。这时病人已产生的酸麻感觉就会变成凉的感觉。其凉从内向外，直透出来，颇感愉悦。

（五）补泻手法的适应证

　　一切虚寒疾病，面色黄白，脉来沉迟，气短疲乏，感觉发冷、心悸、失眠、四肢麻木，或者酸疼，运动受限，或者瘫痪，大便溏泄，小便频多，或尿失禁，尿床，男子遗精、阳痿，妇女月经不断、带下有寒凉感等，都适用于补法。

一切实热疾病，面色红赤，六脉沉数，口燥咽干，周身发热，或局部热痛，似欲生疮疡之状，呕吐酸水，关节红肿，中风闭症，眼赤或肿，咽喉、舌齿疼痛，热痢，或大便秘结等症，适用于泻法。

（六）补泻手法的条件

（1）选择部位较深、肌肉肥厚的穴位。

（2）根据体质强弱，补虚泻实，对证使用。

（3）一般针刺，已经收效，可以不用补泻手法。

（4）因人因病而有所不同，经络的敏感度也不一样，补泻手法效果因之有所差别。感觉尽管不同，都能收到不同程度的疗效。

（七）补泻疗效的检验法

补泻分明，才能调整虚实，达到扶正祛邪，治疗疾病的目的。准确恰当的补虚泻实，叫"补泻中机"。这是针灸临床最难掌握的一环，亦是取得疗效的关键。例如，哪些穴适用补法，哪些穴适用泻法？补与泻何者为先？什么情况下取双穴或单穴？取单侧穴时，取哪侧为好？针健侧有效，还是针患侧有效，各施何种手法？治疗刺激量如何计算？左右手如何配合？何种针感为好？种种问题，皆需探讨，因为这与疗效的关系十分密切。

1. 俞穴的特异作用

俞穴主治的特异性是无可争议的。在补虚泻实时，对俞穴也有不同的选择。为了提高疗效，有临床上已经习用。

（1）补虚时：多半选该经的背俞穴、募穴、原穴、合穴等。

（2）泻实时：多半选该经的井、荥、经、郄、络等穴，病穴（阳性反应点）。至于俞、募、原穴亦可泻，只因刺激量不易掌握，泻重了反伤经气。因此，取前5种穴可达泻实的目的，即不再泻俞穴、募穴、原穴了。

（3）通常于肌肉丰满，经络分布明显的穴位上，施烧山火与透天凉手法，易于成功。

（4）重刺井穴，有时起到补虚的兴奋作用。

2. 左右穴的选择

一般的针灸医生，习惯于取双穴，其目的为加强疗效。这种取穴法在病变经络的左右侧同时出现俱虚或俱实的情况下，是可以的。一旦病变经络的左右侧出现明显的失调，即一虚一实时，这种方法即不适宜。应该虚侧用补法，实侧用泻法，这样方能调整经络平衡的失调。

如心包经病变，左实右虚，若同时取内关，可补右泻左。或取左郄门泻之，比取左内关效果更佳。

临证中常可见到，疾病发生后，相应的经络出现明显的失调，待病症好转或痊愈时，失调的经络亦逐渐恢复其相对平衡。笔者曾系统观察 20 种疾病 498 例，其中查出经络失调者为 452 例，诊断符合率为 90.7%。由于病种、病位和疾病的性质不同，而经络失调的多寡和程度也有差异。一般来说，多经改变者，其临床症状比较复杂；少经或单经改变者，其临床症状比较简单，但疾病的轻重不一定与之相应。

因此，只有掌握经络失调的客观存在，才能为左右侧穴位的选择和所施行的手法提出依据。

至于取患侧穴还是取健侧穴，施何种手法？不能作硬性规定，拘泥一说。要视病情、病期与该经经气盛衰变化而定。原则不变，即补虚泻实。如面瘫，初期针患侧，可用泻法，后期配针健侧，用补法。无效时，两侧俱用补虚扶正。

针治偏瘫患者，一般针患侧。若久疗无效或患侧失去感觉时，只应针健侧穴位，待患侧感觉功能有所恢复时，方可针患侧，易于收效。

3. 针灸刺激量的选择

临床中，针灸医生时时刻刻都在细心研究补泻刺激量的选择。这是决定治疗成败最后的一关。倘若补其有余，泻其不足，致病恶化。补泻不足，难中其病。药物治疗，对剂量的要求是比较严格的，针灸治疗也不例外。有的针者，只看到针刺具有良好的调节作用（这种作用只限于一定的范围内），即泛滥用穴，以为穴选得越多越好，手法越强越好，留针时间越长越好，这是无根据的推想和不科学的做法。有时，由于针刺之过，可致病情恶化，这点应予注意。

刺灸的目的，在于促进脏腑、经络、气血的功能活动保持相对的平衡。因此，针灸的补泻刺激量，要完全依据这种平衡失调的程度而定。

（1）计算原则：促进失调的经络恢复和保持相对平衡的刺激量，为治疗刺激量。

（2）计算方法：

①先求出病经左右失调的倍差。左右相差 1～2 倍者为Ⅰ度失调，2～3 倍者为Ⅱ度失调，3 倍以上者为Ⅲ度失调。

②按失调程度，采用轻、中、重的补泻手法。

Ⅰ度失调者，采用轻补泻：取病经的五输穴，施轻微的补泻手法，灸 5～7 壮，或艾条灸 3～5 分钟。

Ⅱ度失调者，采用中等补泻，取病经的五输穴、背俞穴、募穴，施较强的补泻手法，灸 10～15 壮，艾条灸 5～7 分钟。

Ⅲ度失调者，采用重补泻：除在病经穴位施强补或强泻外，还要按"虚则补其母，实则泻其子"的原则，选取其他经的穴位。采用复式的补泻手法，如烧山火、透天凉等。补量不足时，可重灸至 30 壮以上，或置皮内针。泻量不足时，可用三棱针点刺或出血，重泻病穴和郄、募穴。

③如何检验治疗量的大小：完成一次治疗后，即刻测定经络的平衡情况。经络失调有所恢复，未见平衡者，为治疗量不足。若经络失调情况比以前严重了，或成倒值，为治疗量过大，或误施补泻。此种情况下，一定要予以适当的纠正治疗，否则将会影

响治疗或致病情转化。

④其他因素：治疗量的计算，还要考虑患者的年龄、体质、病因、病性、感受程度等具体情况，灵活加减。如：老年人补量可大些，青、壮年泻量可大些，幼儿刺激量小些。体壮实证宜泻，体弱虚证宜补。内因病宜多补，外因病宜多泻。虚、寒、阴证补量宜大，实、热、阳证泻量宜大。敏感者，刺激量宜小，迟钝者刺激量宜大。这些因素，临证时不可忽视。

4. 治疗刺激量的应用

不同病种和经别对治疗量的效应，各有所异。一般认为，阳经病易于调整，阴经病较难调整。新病易调，慢性病难调。经病少者易调，经病多者难调。另外，有累积数次而治疗量仍不足者，有治疗量维持效应的时间尚短。个别的有经多次治疗不见好转。诸如此类的复杂情况，说明疾病与经络之间，存在极微妙的关系和变化。因此，在计算治疗量的时候，一定要首先掌握经络的客观变化，方能有的放矢地提出治疗刺激量。

（八）针感心悟

一般地说，针感明显，奏效显著。但究竟何种针感为好，这要因人因病作具体分析。

对老年人虚证者，下针后由空虚见沉紧，且针下感热，为最佳针感；对体壮实证者，下针后先由沉紧后转空虚，且针下感凉，为最佳针感；闪电式针感对痿痹症有效。沉胀的针感对属巨刺与缪刺的疾患为有效。酸麻样针感是施平补平泻应得到的针感。

（九）补泻之先后

通常均以补法为先。"邪之所凑，其气必虚"，正气充实，病邪难入。针灸是激发体内抗病力的一种物理疗法。因此，补正意味着祛邪。

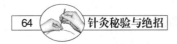

但在急症或重症时，应以泻法为先，急治其标，速去其邪。待标已缓解，再治其本。

对一些慢性病患者，可标本并治，补泻兼施。

 # 五、无痛扎针法

1928 年随唐云阁先生学习针灸，彼时使用铁针，相当于现在的 23 号、24 号针，用火针可以减少进针疼痛。有时根据病情，不需要火针时居多。唐老扎针用指切无痛法。即找好穴位，先用左手指甲重切，病人呼痛，这时抬起手来说："我还没有扎呢！"病人看看并未扎针，也就不说什么。第二次再用指甲重切，同时针刺，病人也就不感觉针刺之痛。

解放后，针灸疗法皆用不锈钢针，且越来越细，痛苦不大。但是医生们都在研究无痛扎针法，略举数例如下。

1. 叩击搔刮法

1959 年在上海召开全国经络针灸座谈会，会期二旬，除大会发言外，还分组座谈，互相交流经验。山东焦勉斋先生的针刺无痛法叫做"叩击搔刮"。即针刺以前，选好穴位，左手几个指头，叩击搔刮，动作灵活，令人眼花缭乱。病人注意看他手指的动作，不知不觉，针已刺入，据说并无疼痛。这当然主要在于医生的手技纯熟。

2. 无痛刺入法

陆可贤先生的经验是：用左手拇指与食指，摘刺针穴处之皮肤，右手持针，使针尖触动皮肤，轻轻捻下，叫做穿皮。穿皮即终，再稍强捻下，以达目的部位。此法练习既久，施术能不感任何痛苦。

3. 快速进针法

赵润海先生的经验是进针要快，才能使病人不感到痛，易于接受。做法是用拇指、食指捏住针的下端约 1 厘米处，迅速进入皮下，进针后放手。针体要保持直立，然后轻轻缓慢进针，用平补平泻法，得气后终止进针。根据患者是否怕针，而采取分段进针或一次进针得气。为了提高针刺疗效，减轻病人痛苦，要少扎针，扎细针，扎轻针。他认为如果要想达到这一目的，就必须在实践中摸索一些提高敏感度的方法。如进针靠骨缘，输通接力传导，放射性针法，一针多用，找绝招穴、中间穴等，均可提高敏感度。

取穴灵活辨证用针，疗效就高。进针时采用右手拇、食指指腹在敏感区找最敏感的点，必须鉴别真点和假点，一定找准点中的重点（即病穴）。

4. 准确迅速法

曲月川先生的经验是：下针时先以右手大拇指指甲于穴上切之，分筋错骨，以右手持针，轻轻刺入。手法迅速，取穴准确，不给患者以思索的机会，自然不觉痛苦。

操作方法有重掐疾入，重掐徐入，重掐不疾不徐入的三种手法，因人而施。粗浊体质，皮肤粗糙坚实，非疾入莫能收效。神经体质之人，皮肤细致嫩弱，用细针徐入始能不痛。介乎二者之间的人，必须不疾不徐而入，既不感痛，而又效速。手法果能如此，又能准确迅速，就是不痛之因。

以上举出几位针灸医师的针刺不痛的经验，大同小异，不外重切，快刺为主，可供临症参考。

5. 怎样针刺能使患者不痛

进针时，在针刺部位有人觉得温热，有人觉得凉爽，有人又觉得温热和凉爽交叉发生，也有人觉得特别刺痛的。因为皮肤的末梢神经有温点、冷点、触点、痛点的分布；那是末梢神经对热、冷、触动、疼痛最敏感的小点。进针时如病人感到痛，就可稍微移动一下针尖再进针，针尖躲开了痛点，病人自然不再感到疼痛。据我们研究，痛点都在毛孔的边缘，于是找到一个针刺不痛的方法，即"准确找穴，躲开毛孔，重掐快进，闻痛移针。"就是找穴要准，在穴位上针尖要在几个毛孔的空隙进针，进针要快，假如病人呼痛，就急速把针尖微微移动一个针尖的距离，就不痛了。这种无痛扎针法，大家可以试用。

不但进针宜准确迅速，手法还要极轻。所以旋捻，不可超过10°。只是微微一转动。如果需要多捻几次，应该捻过去，再捻回来，所以称为旋捻。若是一直往前捻，针体势必会被肌肉纤维缠住，岂有不痛之理。不但旋捻，即提插也要针刺深度不变，只是使皮肉上下微动（烧山火、透天凉有多种手法，其中的一种分段提插时，即使针的深度不变，只是皮肉上下微动）。扎针不痛，补泻手法不痛，起针不痛，疗效既高，患者又不受痛苦，这应是针灸医生努力的方向。

 ## 六、指力是基础

针灸的效果，与医生的指力有重要的关系。因此针灸医生都应该下工夫练指力。

练指力的方法：最好在每天清晨，端坐床上，盘膝正坐。不能盘腿的人，坐在椅子上也可以。闭目屏息，往脐下关元穴用力，使全部精神贯注集中，心无外虑，叫做"意守丹田"。经过10分钟以后，坐的位置不变，保持丹田之力，以两手各持一针，同前述练针方法，往练针枕上刺入提出，动作要与气功的呼吸方法一致，随着呼气而刺入，随着吸气而拔出，如此反复练习20分钟。

练气好比树的根本，手如树枝。"本固枝荣"，丹田气功充实，指力方有功夫。这个功夫，必须保持经常。针灸医生练好气功，治疗的效果才能达到满意。

进针时先将押手置于应针的穴位上，将针尖部夹在押手的拇指和食指中间，仅露出针尖1分许，刺手持针柄，两手同时用丹田之力，随着呼气时轻捻刺入，到起针的时候随着吸气不快不慢地拔出，使呼吸与针入针出相一致。"针者，轻刺而重拔，凡百手技，皆在其中。"轻刺则无痛，重拔则针感有余不尽，都全凭

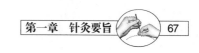

气功的作用。

这是最重要的基本功，不可忽视。

 ## 七、针灸应注意的穴位

针灸治病，需有两个守则：第一，绝对安全；第二，针刺无痛，灸疗无瘢。笔者从事中医工作 50 多年，深知针灸之利弊。保证病人安全，主要在于穴位和针灸方法，兹叙述如下。

1. 头颈部

头颈部危险穴见图 1－4－8。

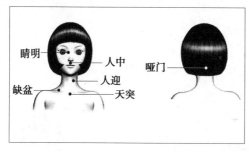

图 1－4－8 头颈部危险穴

（1）睛明：凡针刺眼睛所属的穴位，先要检修针具，针时细看眼睑，避开血管。睛明穴是容易出问题的经穴，用针要细，进针不可太深，起针要慢，谨防皮下出血，甚至于球结膜下出血。最好以内睛明代之。

（2）人中：用针不得过粗，亦不宜深刺，避免碰破上唇动脉，有出血不止的危险。

（3）天突：找准穴位，先针入 0.2 寸，然后将针竖起，斜刺35°角对准胸骨正中，不可稍偏，针亦不宜过长，避免发生气胸。由穴位向后颈横刺，可确保安全，效果亦好。初学针灸，可用此法，但针亦不可太长。

（4）哑门：如深度超过 1 寸时，宜特别注意。采取俯坐位，低头取穴。针尖对准下唇的下方，不可超过上唇之相对处。

（5）人迎：一般针刺，要避开颈动脉，以针柄不颤为度。人迎洞刺，则必须刺在颈动脉壁上，以针柄颤动为度。不可过深，以免穿透动脉壁而出血起包。

（6）缺盆：刺入皮下 0.2 寸。如弹拨臂丛神经更宜刺在浅表，针入皮下，把针放倒，可见针尖的深度，过深则急速提出少许。

2. 肩　部

肩部危险穴见图 1 – 4 – 9。

肩井、巨骨，均宜浅刺，天髎亦不宜过深。

3. 腋　部

腋部穴见图 1 – 4 – 10。

中府、云门所居的位置，皆宜浅刺。

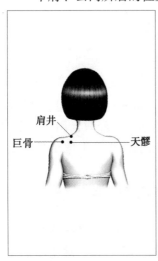

图 1 – 4 – 9　肩部危险穴

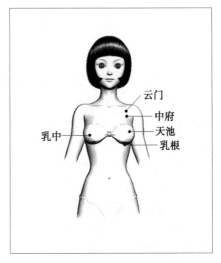

图 1 – 4 – 10　腋部、胸背部危险穴

4. 胸背部

胸背部危险穴见图 1 – 4 – 10。

胸背穴皆在肋间隙，前后三行，各穴刺法皆同。胸部宜浅，背部亦不能超过 2 厘米，以不刺伤胸膜为恰好，以免发生气胸。

或用沿皮横刺以代之，向脊椎方向横刺，或针尖沿皮向下，一针可透数穴。

乳房上只乳中、乳根、天池三穴。乳中（乳头）禁针，乳根、天池仅宜刺入 0.3 寸许。

脊柱可以刺到骨膜为止，穴的位置要准，针的角度要直，不可稍偏。

5. 腰腹部

从第一腰椎以下，前后各经，腰腹均可深刺。"前边深如井，后边薄如饼"，胸部前后均薄如饼，肋骨以下腰腹均深如井，但腹部亦不宜过深。有刺上脘 4.0 寸，其穴下疼痛数日的例子。

至于腹部针刺深浅，其说不一。有主张深刺有效，有主张浅刺有效。应根据病人的瘦胖而决定深浅，总以得气为主，且刺且探，有时在浅部更容易得气。

脐窝，多用灸法，必要时也可以针，但消毒必须严格。

6. 四　肢

四肢危险穴见图 1 – 4 – 11。

针刺深浅，随穴位的位置而异。如井穴宜浅，合穴宜深，原穴介乎二者之间。总之，以得气为目的。

如行手法，"阳经取其陷"，多在筋骨之间，宜用提插、雀啄、捣术等。"阴经取其脉"，多在血管附近，宜用旋捻、刮针等手法。阳经的穴，容易得气，阴经的穴得气较慢。

手足十二井穴，十宣穴，四缝穴，皆宜点刺，挤出少量血液或组织液（如四缝）。如需留针，不宜使用手法。

四肢手足关节部，针刺避免穿入关节腔内。

四白必须刺入眶下孔，八髎则需刺入骶后孔，久久练习，一针即能刺入。这样就需要平日不间断地练习指力与手技，并了解其解剖关系。

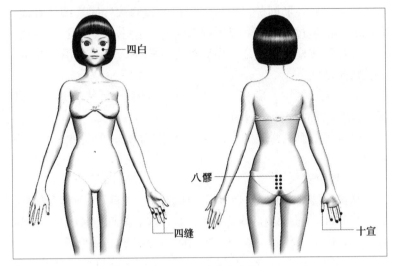

图 1 - 4 - 11　四肢危险穴

第五节　灸法要诀

　　针和灸是两种不同的治疗方法，但所取用的穴位相同。因此通常习惯地把两者统称为针灸疗法，简称针灸。

一、灸疗工具

　　几千年来，灸法一直使用艾叶，认为这是最好的灸料。艾叶全国各地都有，以湖北蕲州李时珍的家乡所产的艾质量最好，处方称为蕲艾。采集的季节是五月，过端午节的时候，人们以蒲草、艾蒿作为端午节的点缀，"家家蒲艾过端阳"这是由来已久的风俗习惯。

　　艾叶含大量的挥发油（1, 8 - 桉叶素占 50% 以上），其他有 α - 侧柏酮，倍半萜烯醇及其脂。风干叶含矿物质 10.13%，脂肪 2.59%，蛋白质 25.85%，以及维生素 A、维生素 B_1、维生素 B_2、维生素 C 等。艾叶需陈久而后使用，就是因风干后才内含上述许多具有医疗作用的成分。

《神农本草经》说：艾味苦而微温，无毒，入脾、肝、心、肾各经。功能理气血，逐寒湿，温经，止血。主灸百病。能治带脉为病，所以是妇科常用药。微炒以醋淋入，止血则炒成炭。

农村常取艾蒿的茎枝叶搓成绳，风干后点燃，名叫"火绳"，久燃不灭，火力常旺。平时吸烟代火柴，夏季常用以熏蚊。

二、艾绒制法

李时珍《本草纲目》："凡用艾叶，需用陈久者，治令细软，谓之熟艾。拣取净叶，扬去尘屑，入石臼内木杵捣熟，罗内去渣滓取白者再捣至柔如棉。"现在则取陈艾叶，拣净去尘屑，用药碾压碎，过筛再压，使成绒状，名为艾绒。

将艾绒用手指捻成上尖下圆的小团叫做艾炷，治疗时每用一炷叫一壮。处方时"灸几壮"的意义，是以壮年人为标准的，老弱可以酌减。

艾炷大小不等，最细小的如线，如麦粒，最大的如红枣，随证适当选用（图 1-5-1）。

以纸卷艾绒，名为艾卷或艾条，可燃着用手捏住对准穴位进行悬灸，根据病人的感觉而远近移动，以调节其热力。

三、灸法适应证

《灵枢·经脉篇》说："陷下则灸之。"仲景说："微数之脉，慎不可灸。"微数之脉，是病有微热，陷下则属气虚。因此灸法的适应证虽然与针法相同，但是病因必须是虚证、寒证、慢性病，老年人适用。头部不可多灸，面部不宜作直接灸，以防留有

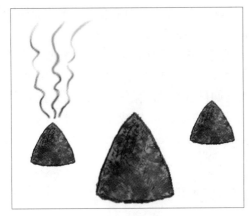

图 1 - 5 - 1　艾炷

瘢痕。

　　古法用直接灸，使皮肤化脓，结痂，痂落后再灸，谓之化脓灸，因此法痛苦很大，且永留瘢痕，今皆不用之。关于足三里，许多针灸书主张 30 岁以下，不宜灸足三里，恐使胃热循经上行于目，而损伤视力。唯《外台秘要》指出："凡人年三十以上，若不灸三里，令人气上眼暗，所以三里下气也。"据我们的经验，灸足三里与年龄无关，以对症施用为准则。

　　《针经》说："针而不灸，灸而不针。"《针灸大成·禁灸穴歌》说："灸而勿针针勿灸，针经为此当叮咛，庸医针灸一齐用，徒施患者炮烙刑。"针灸所以不能同用的道理，因为病有寒热虚实之不同，针刺治实热，灸治除虚寒，所以不应同用。在特殊情况下，亦有针灸同用的治疗方法，如在病情复杂，虚实交错的情况下，可针灸同用，常具有独特的疗效。

四、灸的种类

　　现在通行的灸法，有艾炷灸、隔姜灸、艾条灸、温针灸等。

1．艾炷灸

将艾绒用右手拇、食二指捻成艾炷，艾炷大小不等。上尖下圆，放在穴位上，点燃待艾炷火焰将尽，急用镊子压灭，以不出瘢痕为度（图1－5－2）。

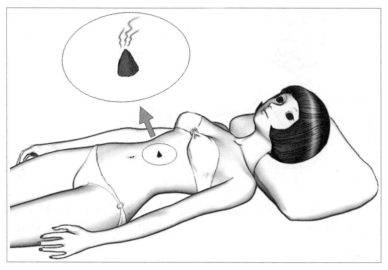

图1－5－2　艾炷灸

艾炷点燃，病人觉热时即压灭。病重者初不知热，到知热时为止，名知热灸。

2．隔姜灸

艾炷灸叫直接灸，隔姜灸叫间接灸。虽有隔蒜、隔盐等法，但还是以隔姜灸为最多。用姜切成3毫米厚，以针穿数小孔，把姜片放在穴位上，艾炷如绿豆大，待燃烧至病人呼热时，即用镊子夹下来，另换一艾炷。应灸几壮，按病情轻重而决定（图1－5－3）。

中风脱症，鼻息鼾声，喉中痰鸣，面色苍白，多汗，撒手，四肢厥逆、遗尿，脉多细弱，可用隔盐灸。先用绵纸一小块，放于脐上，手指压下成凹，脐凹中填满盐末，艾炷如红枣大，灸数

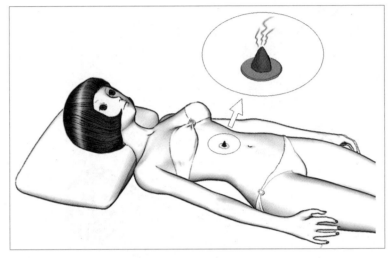

图1-5-3　隔姜灸

十壮，见汗收，四肢温暖，脉来有力，遗尿已止，这是病势缓解，有回阳的象征，即可停灸。灸数十壮，多至百壮而无效者，多属不治之症。

3. 艾条灸

将艾条一端撕去包装外皮，留内层绵纸，以火燃着，对准穴位灸之，病人呼热，则离开穴位远点；病人不呼热则近点。火力不旺时，用嘴吹几口气，或手持艾条晃动几次，均能使火力再旺。这种方法简便，有的穴位，可让病人自灸（图1-5-4）。

也有以灸具装艾，放在穴位上，听其燃烧，属于工具改革，也有多种式样。省人力，但不灵活，调节火力较差。

4. 温针灸

对于寒湿痹痛，其他沉寒痼疾，针刺以后用石棉板穿一小孔，套在针上，然后取艾绒捻在针柄，使不至脱落，用火燃之，叫做温针。放石棉板是防止万一已燃的艾绒掉落时，烧伤病人的皮肤或衣服（图1-5-5）。

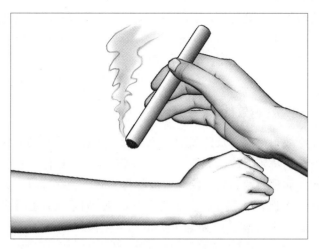

图 1 – 5 – 4 艾条灸

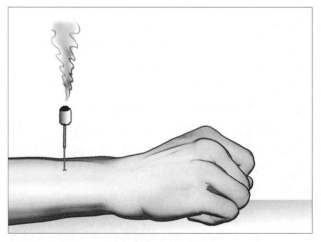

图 1 – 5 – 5 温针灸

五、灸法治疗心得

古人颇重视灸法，每临大病痼疾，灸至百壮以上，治验录屡见不鲜。今人或废而不谈，避而不用。其理由有三：①费事麻

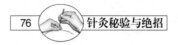

烦，艾烟弥漫；②灼痛，病者不愿接受；③疗效迟缓。由此，这种优秀的医术逐渐衰落，实在令人痛惜。灸法确有针药所不及之效，能治不少顽病痼疾。针灸工作者应大声疾呼：复兴艾灸，为民造福。

（一）灸的效能

灸疗效果显著，众所周知。尤其对一些疑难病症具有独特疗效：灸至阴矫正胎位；灸关元、中脘等矫正子宫后倾、左屈；灸中脘治疗痫证；骑竹马灸治疗疔疮肿毒；附子灸疗骨疽；灸百会治脱肛、阴挺；灸风市、关元疗中风；灸命门治小儿腹泻、遗尿；灸隐白、大敦治疗崩漏；灸带脉、阳陵泉治带下；五柱灸（中脘、巨阙、下脘、梁门）治疗哮喘；灸风门、肺俞治疗外感；灸足三里、大椎防病保健等。这些行之有效的灸法，历来被针灸家所重视。

古人治大病，常用灸法。如伤寒、疽疮、劳瘵、中风、肿胀、泄泻、久痢、喉痹、小儿急慢性惊风、痘疹内陷等，若能早灸，阳气不绝，多能奏效。一般多施重灸，灸至 300~500 壮。如果仅灸几壮，愈小疾还可，对大病则很难收效。

笔者初习针灸时，不善用灸法治病，每遇疑难病症束手无策，对一些慢性病也不能自信。十余年后，渐用灸法，屡获效验，方悟灸疗为优秀医术，值得提倡。

病例 1：

张某，男，54 岁，锦西县东风街。

1968 年 7 月 9 日来诊。左腿发咬骨疽（化脓性骨髓炎），经西医两次手术，术后形成窦道，久不愈合。拍片检查仍有死骨，不宜再次手术。经用多种疗法无效，来院门诊就医。用化腐生肌药，调治两月余，无效。后改用附子灸，经治半月余，即见腐去新生。将近 1 个月，窦道完全愈合。3 个月后拍片，死骨不见，令人惊奇。随访数年，一直未见复发。

按：骨疽本为肾虚，寒邪滞经，依附于骨。治法必大补肾气，壮阳消阴，脾得阳气，自生肌肉。若泛用解毒寒凉之品，必致难治。

病例 2：

1971 年 7 月初，有一位孙姓女患，胃痛，前来门诊针灸。当针中脘时，发现腹部有五处灸痕。便问病人，是否患过喘疾。病人感到惊讶与窘态。随后叙述经过：5 年前曾患哮喘，病有十余年，经常发作，不能平卧，行动十分困难，屡治无效。后来经该院王姓中医师为之灸治，在腹部灼艾几处，7 天后，起泡化脓，为此与之纠纷。一气之下停治。事过两月余，喘病渐渐痊愈，至今一直未见发作。自愧无知，贸然失礼。曾来多次赔礼道歉，而王医师已调走了。事后，笔者找到王俊生医师核对此事，果真。共为五炷灸治哮喘有良效而欣喜。

按：五炷灸取任脉和胃经穴位，治疗胃病、喘疾颇效。考我国古医籍，灸疗喘疾的记载实在不少，亦颇精辟。《扁鹊心书》载："老人气喘及肾虚不归海，灸关元二百壮。"又载："灸天突、中府、中脘亦效。"理同而法略异，均有疗效。

病例 3：

张某，女，46 岁，锦西县辽西大院 4 栋。

1966 年 5 月 10 日来诊。两年来，卧床不起，呼吸困难，只能半卧位，心跳气短，心率 130 次/分，严重时 170/分。经常邀医抢救。经县、市医院诊为主动脉瓣闭锁不全（排除梅毒性心脏病）。经治不见好转。时常感冒，身痛，便秘，邀余为调治此疾。

患者面晦无泽，形寒肢冷，心悸气短，失眠易惊，不能右卧。便秘，尿少，动则喘甚，脉细数，舌质淡紫，苔略白腻。此属心阳心阴俱虚，不宜针治。拟以艾灸防治感冒。病者畏痛拒灸。经再三劝说方允艾条灸。灸穴：风门、大椎、足三里。并嘱其夫照原穴续灸 1 周。

二诊（5月18日）：自诉灸后感冒愈，全身舒服，身痛减，有睡意。自愿继续灸治。随为之点整体灸穴：中脘、关元、足三里、大椎、曲池、肾俞、照海。

三诊（8月20日）：自诉其夫为灸3个月余，一日未有间断。现已能离床行动，呼吸平稳，心跳减轻，能略做轻微零活。多年的失眠、感冒竟获全治。面转红润，舌质淡，紫色略退，脉沉略数。出乎意料之外，如此重症心脏疾患，仅灸3个月，竟获如此惊人疗效。

修增灸穴：加阳池、巨阙、心俞、脾俞。并加配子午流注针法，疏通经络，推助气血。选甲日卯时，针神门、大陵，交通心肾，令血归包络。选乙日酉时，针大敦，补肝木养心血。

经过：每逢甲、乙日必针，连续针治6次，自感体力增强，纳食转佳。病者与其夫不愿停灸，竟顽强地坚持8个月灸治。每1～2周调整一次灸穴。经1年余的灸疗，诸症均安，料理家务如常。随访12年，一直健康。

按：此属难愈之症，经灸治而获显著疗效，实为艾灸有回阳固本之功。病者与家人对灸疗无比坚信，持之以恒，耐心调治，是取得疗效的主要原因。

临症中，凡遇疑难疾患，针药不及，久治未效，适于灸者，均施灸法。注重调整脾肾，先天与后天之气充实，自然疗病能力产生。其标病未病不治而愈。治顽固疾病，不宜忽此大法。

（二）灸法必须对症

针与灸均有运行气血、调整体内器官功能失调的作用。艾灸另具其特殊作用，即以热和芳香两种刺激，激发体内的抗病能力，达到扶正祛邪的目的。临床实践证实：艾灸具有消炎、镇痛、增加抗体、促进营养和预防疾病的作用。

灸法的适应证较广，凡属阳气陷，沉寒痼冷、阴证、慢性久病者皆可用灸。属阳厥虚脱的危候更可用灸法。外科的阴疽、恶疮不愈瘰疬病，妇人的气虚血崩，男子的虚羸诸损，老人阳衰多病，小儿的久泻、疳积等皆可用灸。

非适应证：凡属阴虚阳亢，邪热内炽等病，需慎用灸法。如阴虚痨瘵，咯血吐血，心悸怔忡，肝阳头痛，中风闭症，高热神昏等。

对高度贫血，传染性皮肤病，急腹症等不宜施灸。

凡面部、颈部、大血管、黏膜附近处不宜施灸。

（三）灸术须知

（1）根据病症选用其他灸法：

隔姜灸：解表散寒，温中止逆。适应证较广。

隔蒜灸：清热、解毒、杀虫。适于痈疽、虚痨、腹中积块等。

附子灸：温补壮阳，适于虚证、阴证、顽固性的阴寒证。

隔盐灸：温中散寒，扶阳固脱。适于大汗亡阳，肢冷脉伏的虚脱，亦适于一般阳衰虚陷等症。

艾条灸：适应证甚广，适于灸而畏针刺疼痛者均可用。

（2）施灸的顺序：一般的规律是：由上及下，先背后腹，先头身后四肢。临症时，又需结合病情而定。如虚脱气陷之危症，必须先灸关元、神阙等穴，方可奏效。或仅灸2~3个穴亦不出此规范。

（3）灸与针的配合

①经过针刺2~3个疗程不见效者，可行针数次施整体灸一次。往往可提高疗效。

②施灸2~3个疗程后，可随主症针刺1~2个验穴，往往屡见速效。如脾胃虚寒，原针中脘、足三里数次而不见显效。后经半月余的灸治，亦未见显效，且腹胀痛，此时仅针足三里，胀痛全消，后调理数次而愈。此类验例不少。

③灸后有不适之感：如全身难受，发热感，头昏，乏力等，

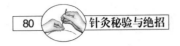

可针刺曲池、大椎、三阴交、十宣等。不但可解除上述诸症，又可加速疗效。

（四）对症灸方选

（1）中风：关元、风市。

（2）哮喘：中脘、中府、膻中、关元、天枢。

（3）痫证：中脘、筋缩、身柱。

（4）泄泻：梁丘、昆仑、天枢。

（5）水肿：涌泉、水分、关元、命门。

（6）脉结代：关元、中脘。

（7）腰痛：肾俞、关元。

（8）噎膈、反胃：膈俞、命门、膻中。

（9）小便不通：隔盐灸神阙。

（10）急性肠炎：两肘尖。

（11）失眠：隐白、间使、肝俞。

（12）下血不止：于命门处寻痛点，灸之方效。

（13）淋症：带脉、百会。

（14）习惯性便秘：太乙、外陵。

（15）积聚痛：幽门、肝俞、三焦俞、气海。

（16）阴疽：骑竹马、关元、郄门。

（17）疔疮：手三里、骑竹马、郄门。

（18）皮肤病：肺俞、肩髎、曲池。

（19）肠痈：两肘尖、合谷。

（20）齿痛：肩髎、厥阴俞。

（21）血崩：石门、隐白。

（22）带下：带脉、胞门（子户）。

（23）转胎：至阴。灸双穴无效时，可灸单穴。

（24）子宫后倾：关元、中脘。

（25）阴挺：百会、中脘、气海。

（26）小儿消化不良：命门。

（27）小儿遗尿：命门。

（28）小儿咳嗽：身柱。

（29）夜啼：大敦、中冲。

（30）小儿囟门不合：脐上脐下各0.5寸，灸三壮。

（31）口臭：劳宫。

（32）小儿脐肿：命门。

对症灸穴位见图1－5－6，图1－5－7。

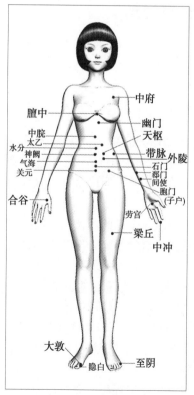

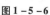

图 1－5－6

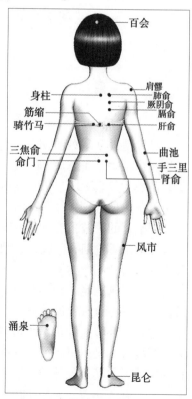

图 1－5－7

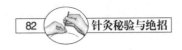
（五）长寿灸法

自灸足三里，知热灸。艾炷如麦粒，知热即压灭。每月 1 日 1 壮，递加至 7 日 7 壮，停止。15 日再开始灸 7 壮，每日递减 1 壮，至 21 日一壮，乃止。每月如此法灸之，延年益寿。对老年尤佳。

第六节　针具妙用

 一、毫　针

1. 一般原则

毫针是最常用的针具，针体由 26 号至 32 号。实践告诉我们，过粗了对皮肤、肌肉、血管、神经等有损伤。但针过于细了，刺激的力量太弱，也不能达到治疗目的，应以 28 号为恰好，长短可备多种（图 1－6－1）。

用毫针的手技虽有种种不同，根据每个人的习惯，不能强求一致。但是不论何种手技，必须达到：进针不痛，出针不觉，短针无钩，长针不弯的基本要求。

进针不痛，是从勤学苦练中得来的，起针不觉也需刻苦练习。通常只注意进针的练习，而忽略了起针的练习，起针也是一个很重要的环节。针灸医生最好在自己身上，经常作保健针灸，如针阳陵泉、足三里之类，可以用各种手技，让自己体会某种手技的感传，尤其是各种针具的区别。

短针刺入有力，容易碰在骨膜上，使用日久，会在针尖出一用肉眼看不见的小钩，针刺对病人不利。检查的方法，用棉花一小团，撕得松松的，用针插入拔出，如有小钩，针尖会带出棉花

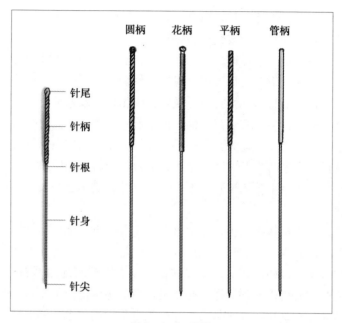

圆柄　花柄　平柄　管柄

针尾

针柄

针根

针身

针尖

图 1 - 6 - 1　毫针

纤维，就应磨针修针，使之恢复原状。这叫做短针无钩。

长针即或用押手夹持，也会有时出弯，尤其是针入以后，病人体位改变，把针弄弯。如果是软弯，用手修直，仍可使用，如出了硬弯就应弃掉，另换新针。

进针的角度，直刺、横刺、斜刺、正刺、反刺、单手刺、双手刺等应练习到随心所欲，手法娴熟。

2. 起针手技

起针时，不快不慢；起针后，不起包，不出血。针孔不痛，皮肤没有很大变化为起针手技的标准。至于如何练习起针，在前面已经讲过，这里不再赘述。

3. 针具的保管

毫针要经常保管和修理，不带弯，不带钩，不生锈，晶光闪闪。针灸书上说："常令针耀。"经常保持针的光亮耀眼，让别人看了，产生快感，赏心悦目。如果针不但有弯，而且生锈，病人就会有一种恐惧和被轻视的感觉。

现在都是以不锈钢作原料，弹力虽比钢针小，但是不折针，不生锈，优点很多。每天用后应及时修理，有弯的以手指矫正使直，实在不能直的，就扔掉另换。针尖出钩，放在磨石上，用左手食指轻按针尖，右手持针柄，缓缓旋转，并使针尖在食指和磨石中间，一进一退地磨，食指不可按得太紧，只扶在针尖稍上一点就行，太紧时不但可磨痛手指，对针的旋转也颇碍事。这样磨十余下，再用干棉团试验，不再带出棉花，是钩已磨去，仍然可以使用。

针刺入机体组织中，血中若有细菌和病毒都能污染针体，起针后，应予以消毒处理，用过氧乙酸浸泡，高压灭菌。因此，针必须多备，以便周转。穴位皮肤消毒，也需严密地用酒精棉球，以穴为中心由内向外涂搽，必要时还可以擦两遍。不要拿一个棉球随便反复乱抹，这样是不能起到消毒作用的。手亦要保持清洁干净。夹针和消毒棉球时要用消毒镊子，不要直接用手去拿。加强消毒观念，以防交叉感染。

二、圆利针

圆利针是一种比较粗的短针，24 号或 26 号，3～5 厘米长。圆利针的第一种用途是点刺，如十宣、十二井、四缝等穴，点一下就急速抬起来，把血挤出适量，用干棉球擦净即可。

圆利针第二种用处是截根，如疔毒、瘰疬、良性肿瘤、痤疮、疖肿、发际疮、湿疹等，有在后背截根法，可用圆利针。

方法是：用皮尺量两乳头，松开末端，将尺从颈后绕过，再放到松开的乳头，将尺两端比齐，再由颈前向后围，两下端合在一起，达到脊椎某处，再旁开 1.5 寸，其穴因人而异，大约在肝俞、胆俞附近。捏起皮肤，以圆利针快速刺入，约 1.0 寸许，留针20分钟，不用手法。起针时，快速拔出，急以消毒干棉球按压轻揉。每隔四五日，见针孔已平复，只留小小黑点，仍可再刺，进针处略移一针尖许。最多可针5次，颇有效果。

圆利针第三种用处是在四缝针刺，三棱针太粗，毫针太细，圆利针恰好适用。

 # 三、三棱针

1. 操作方法

手持三棱针对准应刺的部位，刺入0.5～1.0分深，以出血为度，不按针孔，可轻轻挤压针孔。刺入时分点刺、散刺和挑刺，应把挑刺列入截根疗法为好。点刺有缓刺、速刺、密刺之分，可根据病情酌用。

2. 应用范围

本法适用于络脉壅滞，血瘀不通的疾病，急性热病、局部充血、闪挫扭伤、痈肿、疔疮引起的全身症状和剧烈吐泻、风寒湿引起的疼痛、麻木等症。对由经滞络、久病入络的慢性病患亦有效。点刺法多用于高热、惊厥、中暑、昏迷、喉痹、扭伤；散刺法多用于静脉曲张、丹毒、痈疮、外伤性瘀血疼痛等。

3. 常见病的点刺穴位（图1-6-2）

（1）高热：十宣、大椎、曲泽、委中缓刺出血。

（2）顽固性头痛：至阴、大敦、少泽、中冲点刺出血，并用毫针补长强。

（3）麦粒肿：患侧耳尖用三棱针速刺出血，肝俞或胆俞用三棱针挑刺放血。

（4）暴聋：关冲、商阳点刺出血。

（5）呕吐：尺泽、曲泽点刺出血。

（6）喘息：膻中、内关。

（7）小儿惊风：十宣、十二井、人中。

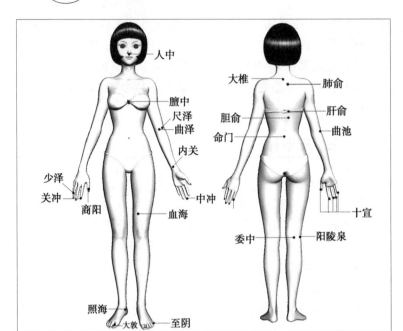

图1-6-2 点刺常用穴位

（8）中风闭证：十宣、十二井。

（9）急性胃肠炎、吐泻：十宣放血。

（10）尿闭：至阴、大敦。

（11）热病汗不出：少泽、中冲、商阳、关冲。

（12）脐周痛：命门、照海。

（13）腰背痛：委中。

（14）黄水疮：肺俞、耳背静脉放血。

（15）腰扭伤：阳陵泉、龈交（口内）。

（16）十指麻木：十宣、十二井。

（17）皮癣：耳背静脉点刺出血，局部用梅花针叩刺。

（18）湿疹：委中出血，点刺曲池、血海。

（19）中风不语、舌强、舌歪、舌短：金津、玉液放血。

点刺出血刺法，看起来很简单，但用得恰当、适时，疗效尤为可观。

4．注意事项

（1）常规消毒，以防感染。

（2）点刺动作要准、快，勿刺深部动脉。

（3）血液系统疾患，气血双亏的虚证忌用。

5．具体操作举例

（1）中风不语、面瘫舌歪、舌头肿痛、神经性呕吐等，可在金津、玉液放血。如重舌，可在舌下肿出处刺之出血。

做法：在金津、玉液放血，先用纱布垫唇上，以左手指捏住舌头，将舌抻出口外，向上翻转，舌下有两条紫色静脉，右手持三棱针准确而快速地点在静脉上。吐出紫血，以净为度。如血出不止，可用干棉球压迫止血。

（2）扁桃体炎，疼痛较重时，把三棱针绑在筷子上，令病人大张口，以舌压板压住舌头，用三棱针在扁桃体上点刺一下，流出血来，会很快痊愈。

（3）尺泽、委中等处放血时，可用止血带在穴位上边扎紧，使静脉怒张，用三棱针点在静脉上，流出紫血，血色渐流渐淡为止，用干棉球按揉。

（4）百会或四神聪放血，右手拇、食、中、无名四指比齐，三棱针尖比无名指略长出少许，先将手背向下，急速翻手向穴上点一下，过一会儿出血，不欲出者，可用手挤出擦净。主治头项痛、眩晕等症。

（5）口眼㖞斜，在口腔放血时，先用纱布垫上，左手拇指放在病人口内，其他四指放在腮边，将口唇翻开，右手持三棱针，点破腮内黏膜，从黏膜外看不见血管，有时需多刺几下，看见有血流出，把针放倒在黏膜上按压并往下刮，使血多流出一些，并令病人用力缩腮，把血吐净，口㖞立即缓解，对咀嚼恢复有利。每隔五六天一次。

四、梅花针

梅花针，又名七星针。可以自制，用圆筷子，在下端钻一小孔，插入五根缝衣针，用线缠紧即成。使用时，右手持针，筷柄在小鱼际处，食指放在筷子上，将筷子握紧，在穴位上叩打，全凭腕力灵活，一举一叩，如鸡食米。叩打时，用手指和手掌握紧针棒，运用腕力，施行弹跳式的叩打，如蜻蜓点水，旋落即起。叩打可分为：轻刺法，在皮肤上轻轻地叩打；重刺法，叩打时比轻刺为重；正刺法，叩打时不轻不重，适中的刺法；平刺法是最轻的，不用叩打而用针尖轻轻在皮肤上一条一条沿着经络划去，虽没有刺痛的感觉，却也能调整经络，起到治疗的作用。

叩打的部位，周身各部，都有穴位，各处都可以叩打。简单的方法，只叩打脊穴就够了，也可以单叩打一穴，连打数下。因病配穴，叩打脊穴的某一段，或者脊穴两行全部叩打。

筷子制的梅花针，需练习腕力。曾经有人制造铁把梅花针，因为重量大，更难掌握，颇不适用。现在多用牛角或塑料为把的，用手指捏住，自然就颤动。用力小就呈轻刺法，用力大就呈重刺法，不练习腕力也能操作。掌握准经络线就能够使用。

梅花针的用法，一般先用轻刺法，逐渐加重，最后适应的情况随着治疗次数而改变，必须重刺，才觉得有效，甚至有些人必须叩打见血才能感到症状减轻。

五、皮内针

皮内针有治标和治本两种方法。祖国医学的治疗法则是"急则治其标，缓则治其本"。

1. 治标法

经过诊断，审证求因，辨证取穴，直接在选好的穴位埋藏，这叫"治标法"，可以取得速效。例如：高血压用双膈俞穴。穴位准确时，可在 10 秒后降压。

失眠用安眠 1 或安眠 2。往往当夜即可熟睡。

习惯性便秘用左腹结。当日即可排便。

遗尿用中极。数次可止，有的一次即效。

食欲不振用中脘。针后感到食欲逐渐旺盛。

一度冻疮，直接埋藏疮面中央。3 日渐愈。

一切疼痛，"以痛为输"，不论是否穴位，取最痛点埋藏，可以止痛。

膝关节痛，在膝上埋皮内针最效。其方法是：裸露膝关节上缘再上 2 寸这一部分，屈膝，以手抱膝使皮肤绷紧，用手指普遍按压，找出最痛之外，埋藏皮内针一支，当时止痛，不能上楼的立即能够上楼。但找不到痛点的不适用此法。

2. 治本法

即调整经络平衡，其症逐渐减轻，直到痊愈。先用知热感度测定，或用经络测定仪，查出经络虚实，在虚的一侧相应俞穴埋藏皮内针一支，再测定两侧平衡，症状亦渐减轻。一周后再次测定，或出现另一经不平衡，则治另一经，直到十二经左右平衡为度。

3. 埋藏法

选好穴位，用镊子夹住皮内针，左手拇、食二指在穴位两侧扒紧，将皮内针的针尖向脊椎方向刺入。限于皮内，不得深入皮下。先把针尖刺入少许，用手压迫针柄附近，则针尖翘起，继续刺入 1/2，手压针柄以针尖不再翘起为恰好。然后测定经络平衡，用胶布固定，可持续埋藏到十余日。

选用穴位最好是背部、胸腹部，四肢需离关节较远的穴，以免受关节运动的影响。

 # 六、揿　针

揿针是用于极小痛点的，例如，面肌痉挛，抽缩次数较频。

先用梅花针轻叩患侧面部，普遍叩到，某处反应过速，一叩即抽缩，即是主要的点。在此点埋藏揿针一个，胶布固定。隔三五日去掉揿针，再以梅花针重新寻找主点，再埋揿针。

 ## 七、芒　针

芒针用两手操作，左手拇、食二指持针刺入穴位，右手持针柄，两手同一步调，一节一节地刺入皮下，沿皮保持一定深度，不宜过深。

在四肢和腹、背均适用，必须经过练习，手法纯熟。

三垂疗法（胃下垂、肾下垂、子宫下垂）也叫挂钩疗法，即由芒针发展而来。

芒针的原理是一支针沿皮刺入，连贯许多穴位，起到一定的治疗作用。

 ## 八、角　针

角针先用牛角，后改用塑料制造。形如绿豆大，上尖下平，好像艾炷的样子。

主治关节僵硬强直，例如，一指不能弯屈，可以用角针的尖端，对准关节处，以胶布固定，一周后，往往运动自如。屈而不伸，亦可应用此法。

 ## 九、陶　针

陶针在广西壮族颇流行。制法：取碎陶器若干片，以砂锅煮沸半小时，取出用消毒纱布包好，以斧击碎，拣取最锋利的和针相同，选好用酒精浸泡，以代毫针，名叫陶针。

选穴、针刺法与毫针一样，但不能刺入过深。效果比较好。

治病的方法，分为物理疗法、化学疗法两大类。药物皆属化疗，针灸等则属理疗。陶针在通行针术中颇有特异之点。因一般金属皆为电之良导体，仅陶针为绝缘体。我们知道，当金属针刺入人体时，由于金属元素电子最为活跃，在体液的不同酸碱度中，常起微弱的电离现象。金属针严格说来，都是属于合金（合金铜、特种钢、金针及银针均非单质），因此刺入人体后，亦会起热电偶作用而产生微弱的温差电流。当然这些微不足道的电现象在实用中可略而不计。但医用电学所讨论的往往要求精密到与理论电学一致，特别是作为调整经络以及神经的刺激因素，对电性作用于经络或神经机理，亦有深入研究之必要。因此，如果用物理学来评价绝缘针的陶针疗法，它在理疗领域中，仍具有科学研究价值。

 ## 十、火　针

五六十年以前，尚流行火针，因为彼时针粗，直接刺入稍觉疼痛。用香油灯将针烧红，趁热刺入，病人无任何痛苦，适用于沉寒痼疾、瘰疬等症。自从不锈钢针流行以来，针灸渐趋无痛，火针已不甚流行。但对沉寒痼疾，效果较好。

针法亦有所不同，用酒精灯、钨制针、焊条针，不怕火烧。可以刺入一般穴中，亦可刺瘰疬，刺乌痣。但流行较少。

 ## 十一、锓　针

《灵枢·九针十二原》"三日锓（dī音低）针，长三寸半"，叙述其形状又说："锓针者，锋如黍粟之锐，主按脉勿陷，以致其气。"《九针论》描写锓针"必大其身而员其末。"在过去一个相当长的阶段，锓针失传。最近又再度进一步研究起来，就是针的另一端不是针尖，而是一个圆珠，像米粒大小，在穴位压下去，不使深陷肌肉之内。气血虚的人，怕针的人，或者儿童均可使用。

以后又逐渐改进成为马镫形，下面一段粗针，针端呈圆形如绿豆大小。使用时，对准选好的穴，右手拇指伸入马镫中，针端的圆珠，压入穴位，使用补法，略为轻些；使用泻法，略为重些，不伤皮肉，不出血，病人乐于接受，也有一定的效果。

十二、小儿针

小儿体质薄弱，儿科称为"纯阳之体"，又说"稚阳稚阴之体"，总之儿童是柔弱的。针刺时，使用 30 号或 32 号极细 5 分针，以右手拇、食二指捏住针体，微露针尖 1 分许，在穴位上一穴可针一下，必要时亦可连刺数下，迅速敏捷地刺入一下，立即提出，数下就是点几下，并无很大痛苦，使小儿容易接受，叫做小儿针。

十三、挑刺法

挑刺法亦称截根法，是用针或刀割断皮下纤维组织来治疗疾病的方法。也是古代刺络法的发展。

1. 操作方法

挑刺的穴位、用具均常规消毒。穴位可用 1% ~2% 普鲁卡因局麻，三棱针在 75% 的酒精中浸泡 15 分钟，刺入 0.3 ~0.5 寸，将针上下划拨数次。或采用局麻用刀切口，用针尖挑断纤维组织亦可。术毕，盖上消毒纱布，胶布固定。

有时不用局麻，用锐利的三棱针挑开皮部，刺入 2 ~3 分深，挑断纤维组织，亦可收到效果。只要手法轻，动作敏捷，并不甚痛，患者易于接受。

2. 适应证

痔疮、疔疮、疖肿、淋巴结核、哮喘等均适于挑治。

3. 选　穴

挑刺法适应证取穴见图 1 - 6 - 3。

（1）痔疮：在腰骶部寻找痔点。痔点特征：略突出于皮肤，

大头针帽大小，压之不变色的灰、红、褐色等血疹。上唇龈交线
处的丘疹。

（2）疔疮：在肩胛部、心俞至肝俞之间脊柱旁，寻找丘疹
样突起点。若找不到，可取心俞、身柱、灵台。

（3）疖肿或麦粒肿：胸椎两侧、肩胛区内的反应点。可挑
断皮下纤维组织。找不到反应点，可于大椎旁开0.5寸、骑竹马
穴挑刺，亦效。

（4）淋巴结核：百劳（大椎上2.0寸，旁开1.0寸）、结核
穴（大椎旁开3.5寸）、肝俞、膈俞。

（5）哮喘：膻中、肺俞、定喘。

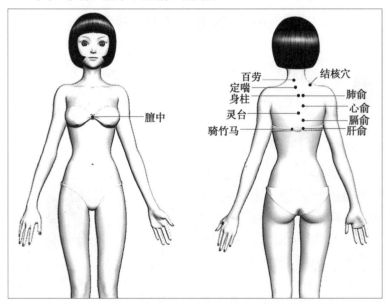

图1-6-3 挑刺法适应证取穴

第二章 针灸秘验

第一节 病位分部针灸疗法

一、头 部

（一）头顶痛

头顶痛有压迫感，多属神志病，一般叫做神经衰弱，多伴有失眠、健忘、强迫观念等症状。取穴见图 2 - 1 - 1。

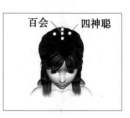

图 2 - 1 - 1　头顶痛取穴

（1）针刺百会穴，虚证则由后向前，随经而刺，沿皮刺入 1.0 ~ 1.5 寸。此谓一点取穴法。

（2）实热证可点刺四神聪，找准穴位，消毒，以三棱针点刺，有的立即出血，有的过一会儿才出血，有不出血的，可用手挤出。出血量不必过多，头目立即清快。

（二）偏头痛

偏头痛取穴见图 2 - 1 - 2。

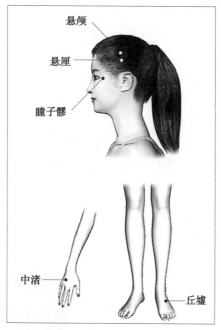

悬颅

悬厘

瞳子髎

中渚

丘墟

图 2 - 1 - 2　偏头痛取穴

（1）偏头痛属胆经和三焦经。局部取穴可针瞳子髎、悬颅、悬厘，成一斜线。

（2）远道取穴，则取丘墟、中渚。

（3）急症则配胆经和三焦经的郄穴，慢性久病则配此二经的募穴，谓之二穴配穴法。

（三）前头痛

前头痛取穴见图 2 - 1 - 3。

前头部属胃经，实热证可在厉兑点刺放血。虚热证可补足三

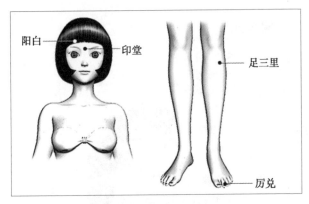

图 2 - 1 - 3 前头痛取穴

里。局部取穴，宜针印堂、阳白。新病配胃经的郄穴，久病则配募穴。

（四）后头痛

后头痛取穴见图 2 - 1 - 4。

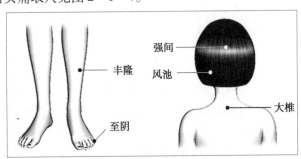

图 2 - 1 - 4 后头痛取穴

后头痛属膀胱经。实热证可点刺至阴，使微出血。虚热证则取胆经的风池加大椎，呈倒雁塔形。痛甚则取督脉的强间，配以胃经的丰隆，呈大雁塔形。新病配膀胱经的郄穴，慢性久病则配募穴。

两太阳疼痛甚剧，脉数面赤，口燥舌干。颞部静脉怒张，俗名蚰蜒瘩。宜三棱针放血，用毛巾一条，搭在病人脖子上，两端放在一起，用手使劲拧，则静脉更为明显，急用三棱针点刺数下，血出痛止，松开毛巾，用干药棉擦拭。有的病人，刺后血似箭穿出，事先应有所准备。有的病人，出血很少，或不出血，可用小火罐吸血出来。

常有头痛剧烈，不可忍受，按平时常用循经取穴、验方取穴均不能完全止痛，可以用调整经络的方法。

病例：

王某，女，30 岁，某部干部家属。

1973 年 7 月 23 日来诊。主诉：近 5 天全头痛，如刺如灼，如裂如破，痛不可忍，昼夜不止，眠食俱废。平素并无此症，由荨麻疹引起，荨麻疹愈，而头痛不除。经多种方法治疗，均不见效。

诊见：精神疲倦，痛苦呻吟，不能坐起，面色黄赤，舌质干有黄厚苔，六脉细数。

辨证：荨麻疹之严重者，多出现胃肠症状。面黄而赤，舌质干而舌苔黄厚，为胃热之证。胃脉起于鼻之交颏中，上于额及侧头部，胃热上壅，阻塞经络，发而为痛，眠食俱废，体力日衰，脉沉而细数，病邪入里，发为虚热。

诊断：虚热头痛。

治疗：循经取穴针丰隆配以局部强间穴，得气后运用补法，其痛未止。见太阳穴附近静脉曲张，知瘀血所致。虚人实证，针胃经与督脉补其虚，仍需刺局部散瘀血而泻其实，乃行太阳放血之法，出紫血渐出渐淡。静脉亦归平复。

效果：7 月 24 日二诊。主诉：头部仍痛，但可以忍受，睡眠易惊而醒，不进饮食，不能起立，脉仍沉细。分析此症，不独为胃经之痛，其他经络，不可不查。乃进行知热感度测定手六经：肺 1/2，在右肺俞埋藏皮内针后 2/2；心 1/2，在右心俞埋皮内针后 2/2；三焦 1/2。在右三焦俞埋皮内针后 1/2，并于左

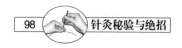

三焦俞针刺，运用泻法，再测则为1/1。

7月25日三诊。疼痛全止，唯有周身无力。因6天未进饮食，当然异常疲倦。头痛消失，精神愉快，能坐能立。脉象沉缓，将愈之兆。针大椎、陶道以增强壮，针足三里以开胃进食。嘱其善为调摄，饮食自进，健康自复。

 ## 二、面部及五官

（一）三叉神经痛

三叉神经是第五对脑神经，根源在脑，所以不易治愈。治愈仍然复发，很难除根。另外，此症与最初发病的时间有关，何时第一次发病，每值此时，则易复发。我曾经治一中学教师，于春节时得病，以后每逢春节则痛，不能说话，不能吃饭，痛甚流泪，以致全家都不吃饭，痛苦异常。我曾经给他治好两次，以后未来，不知是否复发，常常忆起。三叉神经痛取穴见图2-1-5。

针法：以足三里为主，第一支痛配上关，第二支痛配颊车，第三支痛配大迎。刺入足三里，细心寻找，向四周探刺，使针感传到面部，直达病所。这时不放弃机会，用手轻轻地平补平泻，使针反复旋捻，均不得超过15°角，耐心旋捻，以痛止为度。仍需留针30分钟至1小时。用此法治愈多人，但难免复发。

（二）目赤痛

目赤痛取穴见图2-1-5。

针灸治目赤痛效果良好，针瞳子髎、阳白、四白等穴，泻行间。多属急症，可配肝经郄穴。

（三）眼睑下垂

眼睑下垂取穴见图2-1-6。

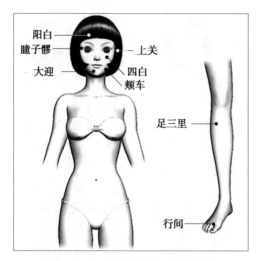

阳白
瞳子髎
大迎
上关
四白
颊车
足三里
行间

图 2 - 1 - 5　三叉神经痛、目赤痛取穴

眼睑属脾，取脾经的原穴，或三阴交、阴陵泉、脾俞等穴，交替使用，见效颇速。

（四）电光性眼炎

电光性眼炎取穴见图 2 - 1 - 6。

工人被电焊弧光刺激，发生眼炎，赤肿流泪。可针承泣、四白、瞳子髎等穴。配以光明、交信，数次自愈。

（五）喉　痛

扁桃体炎，咽喉肿痛甚剧，甚则不能饮食。可用圆利针一支，用线紧缠在筷子上，张口用舌压板压住舌头，伸进筷子，针尖对准扁桃体，见血即消。

（六）舌　病

舌病有舌短缩，致不能吞咽。或舌痛，久治不愈。中风舌短语謇，舌肿舌破，重舌等症。

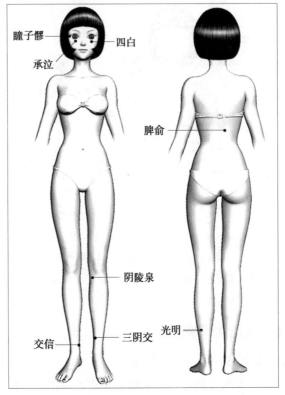

图 2 - 1 - 6　眼睑下垂、电光性眼炎取穴

　　舌短舌痛，用纱布垫上，以手捏住舌尖，把舌抻出口外，向上翻转，见舌系带两旁，各有静脉，明显露出，急以三棱针点刺，必须准确迅速，吐出瘀血，立即见效。其穴左名金津，右名玉液，用此穴，往往取效。

　　一患者舌痛3年，各种方法治疗无效。在金津、玉液放血，第二天仍痛，第三天痛渐止。病人高兴地说："三年痛苦，一旦解除，针术妙哉！"

　　一老年妇女，中风不语，牙关紧闭，用开口器撬开牙齿，抻出舌头，在金津、玉液放血，立即能说话。又针其他穴，数日能离床，10余日后，行走如常，唯言语謇涩，第二次刺金津、玉液，血出半茶盅仍不止，急以干棉花压迫止血，从此痊愈。

一患者大脑积水，忽一日不能吞咽，各种方法均无效。在金津、玉液放血一次，即能进饮食。大脑积水虽不能除，但可以吃饭。

金津、玉液放血，并可治口疮、舌肿、呕吐。放血时宜用小尖三棱针，磨得锋利尖锐，手垫纱布，押出舌头，看准较粗大、最明显的静脉上，稳准点刺，以一次出血为最好。如一次未成功时，需使静脉逐渐恢复，方可进行第二次。"舌为心之苗"，静脉血多放一些，可以散瘀清心热，如血出不止时，急用药棉压迫止血。

重舌、木舌：在舌下肿出一块，恰如二舌重叠，名为重舌。木舌则舌发板发硬，动作不灵，知觉不敏。木舌可针舌心聚泉，重舌针刺下边重舌患处即可，病势较重的，可刺重舌尖部使其出血。

曾治一舌头伸出口外，不能缩回的病人，用26号针，点刺其舌尖，经刺多针，渐针渐缩，应手而缩回口内（此法亦属散针范畴）。

（七）耳聋、耳鸣

耳聋、耳鸣分实证和虚证，实证多属胆和三焦两经，虚证多属肝肾两经。取穴见图2-1-7。实证针听会、瘈脉，新病取胆和三焦的郄穴，久病配此二经的募穴，宜用泻法。虚证取耳门、翳风，新病配肝肾两经的郄穴，久病配此二经的募穴。宜用补法。

（八）音　哑

声音嘶哑，令人听不清楚。新病多属肺热，或高声呼叫过久。取穴见图2-1-7。可取天突、廉泉，配肺经的郄穴。癔病

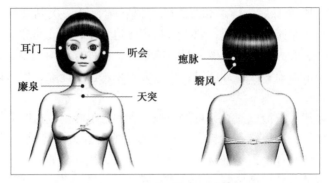

图2-1-7 耳聋、耳鸣、音哑取穴

性失语，往往一句话也不会说。

（九）面 瘫

面神经麻痹简称面瘫。《金匮》："正气引邪，喝僻不遂，邪在于络。"在祖国医学中属于中风范畴，一般称为口眼喝斜，病在面部，不涉及四肢。主要症状为患侧额纹消失，眼睑不能闭合，口唇歪，舌歪，鼻唇沟变浅，不会吹口哨，闭口鼓腮透气，不能咀嚼，流涎，漱口漏水。多以受风寒为诱因。症状表现，有轻重之别。并有阴证、阳证之分。从四诊可以鉴别。阳证易治，阴证往往迁延日久，或数月不愈。早期治疗，得病不超过半月者易于恢复。多数有后遗症，或眼裂变小，或口角一侧下垂，或额纹靠眉处消失，但无大妨碍。

亦有一侧病愈，过一段时间，又在另一侧发病的。

平日临床，此症颇多。有的缠绵数月，甚至一年，但不能治愈的很少。青年有后遗症者亦较老年为少。

有双侧麻痹，全部面瘫者。面无表情，双睑不能闭，口不能合，和戴假面具一样。双侧全瘫者极少，数十年来，仅遇5例，但皆治愈。

检验面瘫属于阴证、阳证的方法：

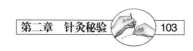

在患侧下关穴，找准穴位，用1.5寸针刺入，如不能深入者即为阴证，可刺入应刺的深度毫无阻碍者为阳证。

由于患侧不能咀嚼，颌关节不能与健侧同时活动，时间较久则发生运动障碍，颌关节紧张使针刺不得深入，谓之阴证，不能速愈。

面瘫针灸十法：

（1）甩针挂钩疗法：用5寸长针一支，由患侧颊车穴进针，进针处稍深，以后渐浅，由颊外可以看见，针尖直对口唇角，将到口角。在距针尖处5分左右，以一指按压皮肤，另手捏住针柄向一个方向旋捻几下，持针的手猛力向外一甩，则面颊堆累皱缩，使口唇及颜面渐趋于正常。甩针次数，根据患者的耐力、瘫痪的程度而酌量，一般为5～10次。经过5分钟，被缠绕的面肌渐渐松散，轻提针，即可拔出。病情严重，在甩10余次以后猛将针掣出，针尖上缠有肌肉纤维则效果更好。向外扯甩数次，将针向耳部拉紧，使面容恢复端正，让患者自己手捏针柄20分钟，效果更佳。

（2）睑唇点刺：在患侧上睑用5分针，一手按紧睑皮，一手持针轻轻斜刺，动作要快，像用针划似的，但是一针一针地点着前进，切勿出血。再用一粗针，左手按紧口唇，右手点刺数十下，以微微见血为度。

（3）三睑疗法：

适应证：恢复眼睑功能。

操作方法：

①落睑：用左手拇指按压耳后乳突边缘，到受了阻力不能再向下滑落时，此处是穴。用1.5寸针，针尖向眼睛方向刺入。穴位准确，针刺得气时，眼睑可自然闭合。

②点睑：见睑唇点刺的点睑法。

③穿睑：上睑麻痹或痉挛，久不愈时，可用穿睑法。用1.5寸30～32号针，从上睑内穿过，由内眦到外眦，或由外眦到内

眦，必须穿在眼睑皮的中层。手法不熟练时，宜慎用之，以防睑肿。

三睑疗法，有时只用一种，有时全用，由病情轻重来决定。

（4）口腔泻血：口唇麻痹较严重时，可垫上无菌纱布用三棱针按常规操作，将口腔黏膜刺破。这个操作也需十分注意。用三棱针尖点刺，不欲出血时把针放倒在针孔上压住往下横着推几下。出血量多点好，任其出净，不用漱口，以防感染，每周可泻血一次。

（5）两点四围：在患侧针四白、翳风二穴。口唇歪严重的加两地仓透人中及承浆，口唇周围共4针，针尖互相接触。

（6）眼针疗法：上焦区。穴位在左眼外眦角距眼眶边缘2分许，向上呈弧形线刺入5分达皮下。右眼在内眦角的内1/4处，刺法与左侧相同。

（7）交经缪刺：在面部取穴，攒竹、丝竹空、阳白、四白、下关、颊车、迎香、承浆、大迎、地仓、合谷等穴，每次根据症状取穴3~4个，于健侧针刺。

（8）梅花针：口眼㖞斜，面部知觉迟钝者，可以用之。

（9）古经验方：

《标幽赋》：申脉、金门、光明、地五会。

《通玄指要赋》：风池、头临泣、二间、听会、迎香、太溪（牙齿）。

《百症赋》："颊车地仓穴，正口㖞于片时"。"太冲泻唇㖞以速愈"。

《马丹阳十二穴》：流涎、口噤、列缺、合谷。

《资生经》：承泣、四白、巨髎、上关、大迎、强间、水沟、禾髎、迎香、颧髎。口噤不能进水。㖞僻：水沟、龈交。口眼㖞：上关、下关。

口㖞头痛：承光。

口㖞衄血头重：通天。

口面㖞：完骨、列缺。

口噤不能食：翳风。

（10）调整经络：测定十二井穴旁的爪甲，用测定香。背俞穴，隔带小孔的厚纸测之。以测定仪测十二原穴。测出经络虚实，用以下二法调整：

①皮内针埋藏于虚侧背俞穴。

②毫针循经取穴，补虚泻实。

（十）面神经痉挛

面神经痉挛发病率很高，且不易治愈。面部肌肉阵阵收缩，发作无定时，也不是自觉的，有十年八年不愈者。我们曾经采用多种方法，效果均不佳。只有撤针疗法，比较满意。其法：先用梅花针轻轻叩打患侧面部，采取浅表弹刺，手法轻灵，按部位由上至下，患侧面部全都打遍，至某部位，针尖一触，立发痉挛，连试几次，都是这种反应，即在其处埋撤针一支。3 日后，去掉撤针，如前述方法叩打，其反应点也许另变一处，若仍在原处，按其反应点再埋撤针，往往收效。

甩针挂钩疗法亦有效。

病例：

黄某，女，45 岁，沈阳机床厂工人。

面肌痉挛，得病 1 周，主要是眼睛周围收缩跳动，每天发作无度。采用撤针疗法，7 次治愈。早期治疗，效果最好。

（十一）眼肌麻痹

杨某，男，35 岁，某部工作人员。

1974 年 4 月 23 日来诊。主诉：1969 年 9 月发生上睑不能眨动，久视则眼发酸，时或头痛。逐渐发展，不能作瞬目运动。闭目才觉舒服，所以每天经常闭眼，不能工作。

眼睑属脾，针脾经原穴，久病配募穴，面部则取鱼腰、内睛明。

针 3 次，上睑能微动，7 次以后，能作瞬目运动，也不必经常闭目了。

（十二）头部五官病例举要

1. 唾液分泌过多症

唾液分泌过多症取穴见图 2 - 1 - 8。

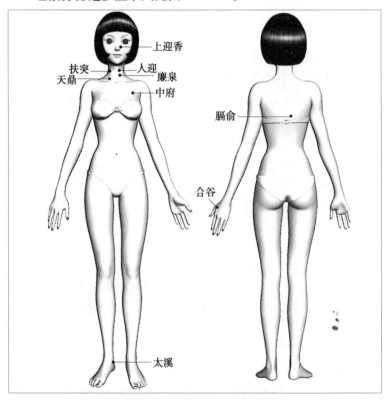

图 2 - 1 - 8 唾液分泌过多症等病取穴

张某，男，25 岁，某机关工作人员。

1957 年 5 月 3 日来诊。主诉：每夜睡眠以后，唾液充满口腔而醒，吐出以后，再睡又复唾液满口，每夜 5~6 次，干扰睡眠，不得充分休息。已 3 个多月，久治不愈。

唾为肾之液，当以治肾为主。用梅花针弹刺两侧夹脊穴，反复轻弹 3 次，又叩打人迎、太溪各 7 下。

一次见效，睡眠一夜，仅吐唾液 3 次。连续如法治疗 5 次而愈。此为稀有症，余行医 50 年，仅遇此一例，医书所不载，姑以此名之。

2. 音　哑

音哑取穴见图 2 - 1 - 8。

李某，女，40 岁，沈阳市副食品公司工人。

1973 年 2 月 28 日来诊。由陪护者代说："因其舅父病逝，哭泣过度，从而音哑。每逢上火，即说不出话来。今又 3 日不能讲话。"

脉来细数，属虚热。缘悲伤肺，病程已久。局部取穴廉泉，配以肺之募穴中府，大肠之原穴合谷。共针 5 次痊愈，未再复发。

3. 鼻炎、感冒鼻塞

鼻炎、感冒鼻塞取穴见图 2 - 1 - 8。

武某，男，35 岁，辽宁试验设备厂工人。

1974 年 11 月 1 日来诊。主诉：鼻子不通气已 6 年，鼻科诊断为单纯性鼻炎。因其症状简单，采用对症疗法。

上迎香点刺出血，通天旋捻泻法，针感直达鼻孔。1 次通气，3 次痊愈。

丛某，男 17 岁，沈阳市第 40 中学学生。

1974 年 12 月 13 日来诊。主诉：经常好感冒，感冒的主要症状是鼻塞。当去其原因，先刺身柱，增强抵抗力，预防感冒。加点刺上迎香以治鼻塞。共治两次，从此感冒不再发，鼻塞亦愈。

4. 眼血管栓塞

眼血管栓塞取穴见图 2 – 1 – 8。

张某，男，63 岁，沈铁苏家屯机务段。

1973 年 5 月 8 日来诊。主诉：去年患高血压，今年 2 月 28 日正走路之时，突然右目失明，只能看见眼前手动。眼科诊断为眼血管栓塞。

先去其原因，量血压 196/100 毫米汞柱。

取八会穴血会膈俞，在膈俞左右各埋皮内针一支。再量血压 174/100 毫米汞柱。

5 月 11 日二诊。主诉：针后头目清爽，由右外眦角能看见手指。

去掉皮内针，刺右眼内睛明。针后视力清晰。共针 5 次，右眼能看半尺远，以后未来。

治病必求其本，血瘀得调，眼目自明。

5. 重 舌

苗某，女，6 个月，某部家属。

1975 年 5 月 15 日来诊。主诉：发育迟，形体瘦小，因地震时受惊发生重舌，吮乳困难。舌下又如新生一舌，流涎。

在舌下的重舌尖端以圆利针点刺，外上冰硼散，一日数次。针一次，重舌消一半。4 次恢复原状。

6. 咽下麻痹

咽下麻痹取穴见图 2 – 1 – 8。

陈某，男，28 岁，沈阳铸件厂工人。

1975 年 3 月 24 日来诊。主诉：3 月 8 日开始咽东西噎塞，喝水即呛。回忆原因，由于 2 日喝酒过急，当时感觉不适。喉科诊断为左侧第 9、10、11 脑神经麻痹。神清形瘦，脉来沉细。

针刺天鼎、扶突、左旁廉泉，局部缪刺，配以双合谷，用补法。

复诊主诉：饮食微呛，咽下好转。依法针之，7 次痊愈。

7. 颌关节炎

颌关节炎取穴见图 2 - 1 - 9。

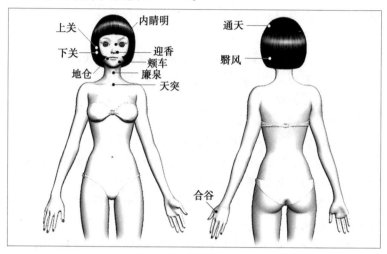

上关 内睛明 通天
下关 迎香 翳风
地仓 颊车
廉泉
天突
合谷

图 2 - 1 - 9 颌关节炎等取穴

高某，女，22 岁，沈阳 3505 厂工人。

1974 年 10 月 8 日来诊。主诉：西医诊断为颌关节炎，口噤，仅能张口二横指。2 年前每逢张嘴有声（摩擦音），且微痛，现在吃饭都困难。

关节炎，周身关节都能发生，发生在颌关节则饮食困难，宜急救之。针上关、下关二穴，针 7 次，张口如常，亦无声音。

8. 迎风流泪

迎风流泪取穴见图 2 - 1 - 9。

阮某，男，24 岁，辽宁省昌图县朝阳公社社员。

1974 年 2 月 18 日来诊。主诉：左眼发胀，有时流泪，见风更甚。眼科检查，眼球外展困难，有斜视。

针其内睛明（内眼角泪阜边缘）7 次，流泪痊愈。

9. 胃火流涎

胃火流涎取穴见图 2 - 1 - 9。

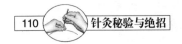

王某，男，67岁，沈阳市苏家屯区沙河公社社员。

1974年3月28日来诊。主诉：上牙是义齿（假牙），每逢摘掉以后，即流口涎甚苦，带牙吃饭，亦有苦味。便秘、脉数。属于胃火流涎。针灸过14次未效。

针下关、地仓、颊车，均取左侧及双合谷。使用泻法3次，基本治愈。去掉义齿，亦不流涎，吃饭亦不觉苦。

10. 嗅觉失灵

嗅觉失灵取穴见图2-1-9。

程某，男，39岁，沈阳铁路局政治部干部。

1973年7月12日来诊。主诉：1966年感冒以后，嗅觉失灵，不闻香臭，且常鼻塞不通气。

针迎香、通天，针3次以后，鼻塞已通，但仍不闻香臭，又针5次，亦未效。

按：嗅神经麻痹，发源于第一对脑神经，颇难治愈。曾治多例，效果均不佳。鼻塞则比较易治。

11. 慢性喉炎

慢性喉炎取穴见图2-1-9。

张某，女，34岁，沈阳日用陶瓷厂小学教师。

1974年7月22日来诊。主诉：过去有过音哑病，今年5月16日又发生此症。喉科诊断为慢性喉炎，曾用喷药及服中药，有效，但发音微小难辨。咽干、有痰，甚则喉痛。

针天突、双合谷，用泻法。

针刺7次，声音逐渐恢复，其他症状亦消失。

12. 慢性咽炎

慢性咽炎取穴见图2-1-9。

董某，男，40岁，沈阳冶炼厂工人。

1973年8月28日来诊。主诉：近5个月以来，咽中赤痛，不能多讲话。喉科诊断为慢性咽炎。

针廉泉、双合谷，针10次治愈。

13. 牙宣

牙宣取穴见图 2 – 1 – 9。

关某，男，59 岁，辽宁省抚顺运输公司工人。

1974 年 6 月 19 日来诊。主诉：有痔疮，腰胁常痛，睡不好。近半月以来，右下齿龈肿痛，夜间不能入睡，白天约 10 分钟痛一次。

面赤，舌质干，脉数。诊断：牙宣。证属胃火太盛所致。

针右翳风，并在局部点刺。

针一次疼痛减轻多半，即上班开车。又针两次而愈。

治疗牙宣，非在齿龈局部，即红肿疼痛之处，用圆利针点刺，令微出血，不能速愈。点刺出血，属于泻法。

三、颈　部

（一）项　强

项强取穴见图 2 – 1 – 10。

孙某，男，17 岁，沈阳市第 146 中学学生。

1975 年 6 月 21 日来诊。主诉：6 月 3 日患流脑，在市传染病院住院 12 天。后遗有颈项强直，疲乏无力。

局部取穴；针崇骨、百劳、哑门下 1.0 寸。针两次渐好，共针十余次，恢复十之七八。

（二）点头痉挛

点头痉挛取穴见图 2 – 1 – 10。

张某，女，10 岁，某部家属。

1974 年 4 月 13 日来诊。主诉：近 1 个月以来，发生颈部抽缩，不住点头，不能稳定。原因不明。

诊见：面黄、形瘦、舌无苔、脉沉细。

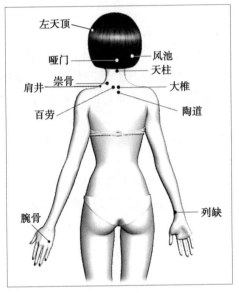

图 2 - 1 - 10　项强等取穴

按督脉为病，针大椎、陶道、百劳。

针 3 次症状减轻，针 17 次治愈。

（三）震颤斜颈

震颤斜颈取穴见图 2 - 1 - 10。

王某，女，25 岁，沈阳五三工厂工人。

1975 年 10 月 18 日来诊。主诉：睡眠不到 10 分钟，因头靠窗户受风，发生颈项右歪，头部震颤。

因由受风而致，针风池、崇骨、左肩井。

针 7 次，症状减轻。改为左天顶、百劳、双列缺，共针 20 次，颈部震颤已止，头已正。由于视力下降，转眼科。

（四）颈部萎软震颤

颈部萎软震颤取穴见图 2 - 1 - 10。

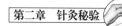

王某，女，38 岁，沈阳市第一木制品厂工人。

1973 年 7 月 23 日来诊。主诉：平素神经衰弱，1 个月前赴油库工作过久被薰遂发生颈部震颤，不能抬头，频频点头，血压偏低。

针崇骨、百劳、天柱、大椎、陶道、风池等穴，每次 2～3 穴。治疗两个月，震颤减轻，不用别人背，自己扶墙能走。收入针灸病房，又治疗 3 个月，痊愈出院。

治疗需有耐心，病人需有信心。此患者我们认为不能根治，而病人坚决要求，信心很大，终于治愈。

（五）落 枕

落枕取穴见图 2－1－10、图 2－1－11。

尹某，女，42 岁，沈阳某蔬菜站工人。

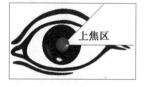

图 2－1－11 落枕取穴

1975 年 6 月 12 日来诊。主诉：1 周前睡觉落枕，发生颈项强痛，不敢低头，不能左右回顾，渐至两肩。且逐渐加重。

脉来浮数，主于风热，风热入于太阳经则头痛项强。足太阳在颈旁之穴名为天柱，后通督脉之风府穴，前连三焦经之天牖穴，其上则为胆经之完骨穴，其前为小肠经之天窗穴，再前为大肠经之扶突穴，更前延伸连接胃经人迎穴，通达于胸骨窝任脉之天突穴。小肠、大肠、三焦都过肩而上行交颈项。所以，风热袭入人体，首先伤及最外一层太阳经，内传则入阳明胃经，很快牵涉到少阳附近经脉而达肩臂，发生颈项甚至连及肩臂不适，波及至为广泛。

看眼双上焦区血管弯曲而颜色鲜红，决定用眼针治疗，针其双上焦区。针后颈项立即轻快，敢于低头和左右回顾。针 2 次痊愈。针双侧腕骨也有效。

（六）甲状腺功能亢进与甲状腺肿大

甲状腺功能亢进表现为心跳气短，口渴，食欲亢进，甚则眼球突出。而甲状腺肿大，则上述症状不显，俗名气脖子，两者都是甲状腺肿大。治法亦相同。

治法：用1.5寸针，手按肿块，刺入肿块的1/2，按肿块大小，约刺五六针。留针5分钟，用轻插重提的泻法，每针提插40下，然后拔出。隔4日一次，效果较好。

（七）瘰 疬

瘰疬为淋巴结核，未化脓时，可以针灸治疗。

（1）针天井或灸肘尖，每天一次。针之使针感至颈部病所，灸之使温热由肘尖、上臂至肩达项。

（2）火针疗法。用26号粗钨制针，用酒精灯烧红，一手捏住瘰疬，从根部刺入，每次刺3~4次。需手法纯熟，勿伤好肉。

（3）截根法，见第一章第六节圆利针部分。

（八）颈椎病

颈椎肥大增生，局部疼痛，甚则不敢回顾，影响两臂至手，颇为痛苦。取穴见图2-1-12，治法如下：

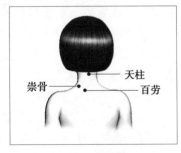

图2-1-12 颈椎病取穴

（1）手压颈椎，在其痛点针刺之。

（2）如无痛点，可刺崇骨、天柱、百劳等穴亦效。

（九）颈 瘘

李某，女，25岁，吉林人民大学学生。

1959 年 6 月 3 日来诊。用手托着下颏讲话。吃饭也得用手托住，颈项柔软，松手则下垂，亦不觉疼痛。诊脉沉缓，亦无其他症状，但十余天不愈。

此症医书不载，无以名之，姑名颈痿。筹思治法，亦不得要领，彼时尚无眼针疗法，试以手遍压其颈，找出数处痛点，针刺之，最痛处则埋皮内针，数次竟愈。

刘某，男，40 岁，辽宁省财政厅科长。

1962 年 5 月 10 日来诊。主诉：数日前颈痛，昨天忽然颈项痿软，不能抬头，需用手托着。亦用前法治愈。

十余年后，刘某来医院，谈及此症治愈之速，一再称赞针灸医道。

此症余平生只经过 3 例，为稀有的疑难病。另一例是在我 20 多岁时行医不久，毫无经验可言时。一天有夫妇二人，怀抱 3 岁婴儿，颈部柔软，前后左右均能垂下，两眼视物如常，亦无痛苦。走了几处，都不能治。我不但不知如何治，而且不知什么病，只好谢绝。夫妇快快抱儿去，不知其结果如何。每忆此事，为之惘然！

 四、胸背部

（一）胸　痛

从经脉来分析部位，胸部循行的经脉有任脉、肾经、胃经、心包经；旁及胁下还有肝经、脾经和胆经与带脉。

因此，胸痛的部位，如果是纵的，可以根据经络的所属部位，在疼痛剧烈之压痛点取穴，并取所属经的郄穴或募穴（新病配郄穴，久病配募穴）。

眼针取上焦区，对胸部疼痛有效。不论纵横和满胸疼痛均可。

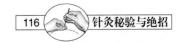

如果大面积疼痛或横线肋间隙作痛，梅花针有一定的止痛作用。

（二）心阳虚

高某，男，45岁，沈阳铁路局皇姑车辆段工程师。

1973年8月25日来诊。主诉：今年1月，在坦桑尼亚工作时，腮内生一小瘤。回国手术后，但觉心慌、气短，睡眠有时不好，眩晕，易感冒。脉来沉细，面色㿠白。诊断为心阳虚。

知热感度测定：大肠5/3；左侧大肠俞埋皮内针后3/3；心包5/2；左侧厥阴俞埋皮内针后3/2；心经无左右差别，可知非心脏病。

复诊时说："埋针后，症状减轻，略觉心慌。唯大便溏泻，每天1~2次，消化不良。"因心与小肠相表里，故消化不良而便溏，非心脏器质变化，故断定心阳虚。

患者本安排去大连疗养，因用皮内针有效，故未去。继续治疗，每次皆为大肠、心包有差别，共治4次，两经左右平衡，一切症状消失。

（三）心阴虚

王某，女，18岁，沈阳某学校学生。

1973年7月24日来诊。主诉：心跳半年多，每稍微活动即心跳不止。常欲睡觉，面赤，舌质赤，脉来细数，左寸尤甚。诊断为心阴虚。

知热感度测定：心经1/2；右心俞埋皮内针后1/1。

复诊，嗜睡症已消失，有时心中闷热。去掉皮内针。

知热感度测定：心包经3/2，于左厥阴俞埋皮内针后1/1。

三诊：去掉皮内针。主诉：一切症状均愈。知热感度测定，手六经平衡。

针灸对心脏功能性病变，如上述心阳虚、心阴虚之类有效。

器质性病变如冠心病、风湿性心脏病等也能起到减轻某种症状之效。尤其通过调整经络平衡的方法，症状即可减轻，可等于服药，有时还能起到服药所不能起的作用。余在中央社会主义学院的同学王瑞荃，系著名纺织专家，辽宁省纺织厅总工程师。患心肌梗死，治愈后去北京疗养。每逢睡中忽醒，则心慌不安，服药无效。余上北京开会，王兄谈到这种病情，诊脉左寸虚甚，嘱其不必服药，每逢出现心慌，可伸开两臂，握拳，将小指一伸一缩100次，以运动心经（图2－1－13）。王兄信任此法，每逢心慌，立即运动小指，其症状即迅速消失。

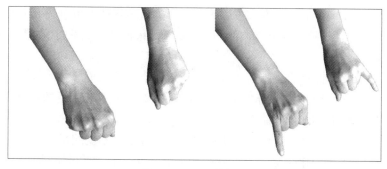

图 2 - 1 - 13　心慌锻炼

（四）背　痛

背痛可查知在何经络，脊中为督脉，其横突两旁5分为夹脊穴，旁开1.5寸为膀胱经第一行，旁开3.0寸为膀胱经第二行。

（1）检查痛点，属于何经，循经远道取穴，可以止痛。

（2）找出最明显的压痛点，在前胸相对处缪刺，对得越准，效果越好。

（3）眼针疗法，针刺上焦区，其效亦甚速。

（4）可用梅花针，以脊穴为主，兼弹刺最痛点。

（5）疼痛面积较大，主要是酸痛。宜拔"走罐"，使火罐在

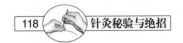

背部左右上下推动行走，效果也好。

（五）乳腺增生

妇女乳腺增生，有硬核，有压痛，病理检查无癌细胞时，可用治瘰疬量乳背部截根法（见第一章第六节圆利针部分），数日一次，有效，有的数次即消散。

（六）老年慢性气管炎

针灸对老年慢性气管炎有效，其法有以下十种配穴方法，见图 2－1－14。

（1）定喘穴，在大椎旁 5 分，针尖斜向脊柱，可刺入 0.8～1.0 寸，针感向下传导，越远越效，酸麻感到臀部时，效果更好。

（2）针魄户、肺俞、大椎，连成两个等边三角形。

（3）身柱、风门为主，每次取一穴，新病配肺经的郄穴，久病配肺经的募穴有效。

（4）天突、璇玑，有痰配丰隆，疲倦消化不良配足三里。

（5）八脉交会穴，列缺配照海，作用于任脉和阴跷脉，可止咳定喘。

（6）气虚较甚者，以膻中穴为主，新病配肺经郄穴，久病配肺经募穴。针膻中穴时，针尖向上，随经而刺为迎随补法。

（7）兼胁肋痛者，肺俞配支沟。

（8）咳嗽寒痰，刺列缺，用补法。

（9）气嗽痰哮，针刺乳根、俞府。

（10）喘嗽，针天突、膻中。

古今治疗老年慢性气管炎的穴位配伍，有不少效果良好的经验。早期治疗，可达到预期效果。渐成慢性病，针灸能减轻症状，根治颇不容易。

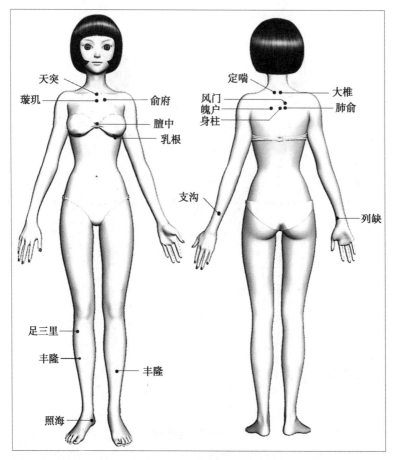

图 2 - 1 - 14　老年慢性气管炎取穴

 五、腹　部

（一）胃　痛

胃痛如是慢性的，时常发作，疼痛不很剧烈，多属停食停水，积滞不消化，即慢性胃肠炎。取穴见图 2 - 1 - 15，治法如下。

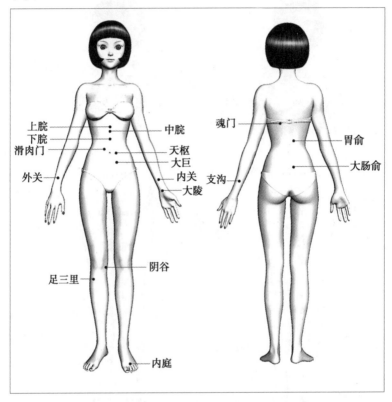

图 2 - 1 - 15　胃痛取穴

（1）中脘、足三里，中脘是胃经的募穴，足三里是胃经的合穴，这两个穴用于治慢性胃肠病，是人所习用的，效果也比较明显。

（2）胃俞、大肠俞，单纯胃病采用胃俞，单纯大肠病采用大肠俞，胃肠病则同时采用。

（3）上脘、中脘、下脘，谓之"三脘"，是治胃病的有效穴。

（4）胃脘及其附近和下方，有大面积不适时，可取中脘、天枢、大巨、滑肉门等穴，属于配穴方法"四面"的范畴。

（5）胃病而上及胸腔难受时，中脘、足三里，配内关。

（6）胃脘及上腹部膨胀取内庭穴。

（7）腹痛连脐，取阴谷穴。

（8）腹痛便结，大陵配外关，或大陵配支沟。

（9）胃中寒冷，消化不良，取魂门、胃俞。

（10）胃痛取上脘，吞酸刺膻中。

以上十法，辨证使用，效果较好。如果是胃痛急性发作，经过诊断鉴别不是急腹症，属于胃痉挛之类，用眼针中焦区，其效最速。

（二）急性胃肠炎

突发呕吐和泄泻，多由食物不洁，或饥甚吃冷东西，食物中毒等。急刺十二井穴，疗效最快。十宣穴（十个手指尖）更好。

周某，男，22 岁，沈阳某机械厂工人。

1974 年 10 月 3 日夜间，腹痛甚剧，吐泻数次。因系邻居，叩门求治，邀余往诊。

诊见神疲面黄，手足厥逆，舌无苔，呼喝，脉来沉迟有力。询其病因，因下班后饥不可待，吃凉饭而引起。脉沉迟有力，属于实寒，而舌干口渴者，吐泻脱水之故。

诊断：胃寒吐泻。

治疗：十宣穴放血，术后手足渐温，自述头目清明，心中舒畅，吐泻均止。第二天痊愈而上班。

十宣穴为经外奇穴，通于手之六经，所以治吐泻、腹痛、厥逆、小儿惊风抽搐，均有特效。

（三）呕　吐

神经性呕吐，亦为胃病的一种，不是很容易治愈的病。但窦刺有效。

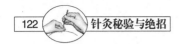

李某，女，36 岁，沈阳市郊农民。

1973 年 7 月 21 日来诊。主诉：胃痉挛时常发作，已有六七年。发病时，食后即吐，夜间反酸，食物不消化。脉来沉数。此次呕吐，久治不愈，痛苦异常，因已用过多次针灸未效，遂用人迎洞刺，一次吐减少，二次吐渐止，四次痊愈。

（四）膈肌痉挛

膈肌痉挛取穴见图 2 - 1 - 16。

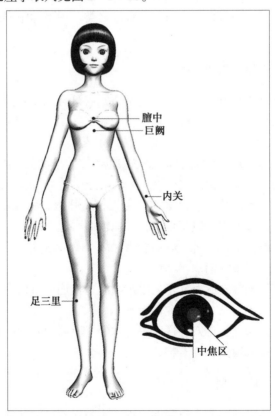

图 2 - 1 - 16　膈肌痉挛取穴

赵某，女，44 岁，沈阳市纺织厂工人。

1975 年 12 月 6 日来诊。主诉：打嗝很厉害，每次只觉胸间似有抽搐感觉，打起来无法停止。从 4 月 27 日发病，迄今不愈。六脉沉迟。

诊断：呃逆。

治疗：病属胃经，病位则在胸腹之间，针内关、足三里、巨阙、膻中，呃逆减轻，但不能完全控制。改用眼针中焦区，2 次治愈。

（五）胃下垂

赖某，女，20 岁，沈阳市小西街祥云北里 13 号。

1975 年 11 月 10 日来诊。主诉：食后右侧胃痛年余，今年 1 月，胃肠透视胃下垂 5 横指，食后发生疼痛，站立时则小腹下坠，久疗未效。

用芒针挂钩疗法。令病人仰卧，以手轻扪右幽门穴，有小包可触之。用 8 寸芒针，由幽门沿皮刺入，隔皮可见针的活动，斜向左刺，达脐旁，以左手指在针尖上 3 厘米处按压，右手旋捻针柄数下，急用力上提，腹皮随即皱起。在提针的同时，另一人将其两腿屈膝，手持其足，随提针的动作往上推至腹部，提针 3 次。针后最好卧床一天。

每周一次，共治 8 次，症状逐渐消失。

（六）拒食症

王某，男，14 岁，沈阳市皇姑区天山一校学生。

1974 年 4 月 30 日下午，儿科邀余会诊。

主诉：在 3 个月前，同学戏以拳猛击其头，从此经常头痛、眩晕，继则饮食渐少，每天仅能吃 50～100 克食物。以后越来越少，竟致粒米不能入口。近半月终日卧床，呻吟不止，靠喝糖水维持生命。用过各种中西药，无效。理化检查计 18 次，皆无异

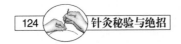

常。排出器质性病变。

儿科诊断：癔病性拒食症。

诊见：形容消瘦，精神疲倦，不欲睁眼，面色萎黄，舌质干，无苔，四肢厥逆，六脉沉细。其病机为迁延日久，气血两亏，胃阳大虚，急宜挽救后天之本。

先刺四缝穴，出白黏液甚多，内服李东垣升阳益胃汤。

二诊（11月2日）：周身难受渐好，挽扶着可以行走。脉略有力，仍不能进食，少吃一点，即胀闷难受。根据"伤食者恶食"之原理，知胃内停积宿食。询其平日以玉米面窝头及高粱米饭为主食，乃嘱其母，以此两种各100克，共焙焦，压碎，红糖水送下。针刺四缝、中脘、承山。

11月5日能略进饮食，从此继续治疗，逐渐能吃，食量比未病时增加。

八诊（12月10日）：病已痊愈，精神活泼，本来是一般的形态，现在成小胖子。

此症极为少见，缠绵4个月，奄奄一息，粒米不能入口，达半月之久，仅能喝糖水度命。其能速愈之原因，主要辨证为"胃阳虚"，胃主纳谷，胃阳虚则纳谷功能减退，而非器质性变化，所以理化检查均无异常。其得以迅速治愈的关键有三点：

（1）针刺四缝穴，可激发手六经之脉络功能，使各个脏器均受兴奋之影响。

（2）东垣专主脾胃，其升阳益胃汤，可挽救将绝之胃阳，并抑制弥漫之胃阴，阳长阴消，饮食自进。即《内经》所说的"阴平阳秘，精神乃治"。

（3）凡饮食积滞，即以所食之物焙焦加糖吃下，虽属民间疗法，的确屡用屡效。

六、腰臀部

（一）腰　痛

夏某，男，43岁，中捷友谊厂司机。

1973年1月8日来诊。主诉：1971年10月患肾盂肾炎，现在尿道痛、尿频等症均消失，唯腰痛难忍，久治未效，已13个月不能工作。脉数，形体颇壮，尿常规化验，蛋白（＋）。检查第四腰椎有压痛，缪刺石门穴，当时止痛。

病人说："曾经住院4个月，吃药180多剂，均未效，今天一针止痛，我还不敢相信真能治好。"10日该厂邵某来治病，说夏某的腰已不疼，开车出去了。11日夏某来复诊，自己开车来的，已经痊愈，上班工作。

此案在《辽宁中医杂志》发表以前，编辑部随访两次，确已痊愈，并且数月未反复，迄今仍未痛。

（二）尿路结石腰痛

陆某，女，25岁，辽河油田工人。

1980年8月22日来诊。主诉：今年4月15日患尿路结石，腰痛，排尿困难，还有乳腺增生，左重右轻。4月21日住院，8月18日出院。腰痛走路蹒跚，迈步受限，需以手扶着腰，才能慢慢地走。

诊其脉数，两尺尤甚，热结下焦。看眼则双下焦区血管鲜红而甚粗。眼针刺其双下焦区，针入以后，腰痛立止，可以自由走路。内服八正散，乳腺增生用量乳截根法（见第一章第六节圆利针部分），均有效。到9月3日，一切症状消失，高高兴兴地回盘锦工作。

（三）流产后腰痛

富某，女，33 岁，沈阳市东方红阀门厂工人。

1975 年 8 月 28 日，做人工流产手术后，右侧腰腹疼痛，不敢移动，伏在诊察台上呻吟，不能活动，疼痛甚剧。

用眼针刺下焦区，疼痛立止，留针 5 分钟，毫无痛苦，自己走出诊室，从此未再痛。

1976 年来治呃逆述之，针后即愈，年余腰腹并无异常。

（四）腰椎间盘脱出

腰椎间盘脱出眼针取穴见图 2 – 1 – 17。

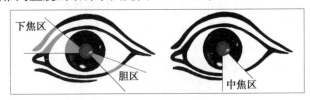

图 2 – 1 – 17　腰椎间盘脱出眼针取穴

田某，男，47 岁，沈阳市文教一厂工人。

1976 年 10 月 4 日来诊。主诉：于 8 月份扭伤，发生腰痛，从而左下肢疼痛麻木，行路困难。经过骨科拍片，第三、四腰椎间盘明显脱出。外科检查，梨状肌损伤，用按摩手法并服药治疗，现在不能走路，必须扶着人慢行，迟迟不前，举步困难，不能翻身，自己不能上楼，由陪护人背进诊室。

脉来沉迟，两尺无力，主于下元虚冷。看眼中、下焦区均有明显变化，颜色浅淡，血管较粗。此属扭伤损及督脉，导致阳虚，而影响腰腿之运动功能。

眼针疗法，针刺双侧中、下焦区。中焦治腰，下焦治腿。

效果：直腿抬高试验，针刺前左腿抬 50 厘米，右腿抬 45 厘米；第一次针后，左腿抬 67 厘米，右腿抬 63 厘米。针 2 次后，疼痛大减，扶着人能走。第三次针后，自己可以慢慢行走，疼痛麻木均减。针 5 次以后，两腿均能抬至 74 厘米。自己走来治疗，扶着栏杆，可上三楼，竟毫无痛苦。7 次治愈。

按：腰椎间盘脱出症，中医概括为扭伤一类，古时因科学条件所限，无 X 线拍片像，仅知为扭伤脊骨，使用手法复位。但严重时骨及肌腱损伤使经络受阻，腰椎间盘虽可复位，而经络仍未恢复。眼针疗法，经过长期实践，对于恢复运动功能，确有良好效果，此例系许多验例之一。

（五）腰胁痛

腰胁痛眼针取穴见图 2 - 1 - 17。

王某，女，22 岁，沈阳市半导体实验厂。

1975 年 6 月 14 日来诊。主诉：劳动出汗受风，遂发生左侧胁连背痛，波及腰部，上肢伸屈时，即痛不可忍，已经 3 天。

脉来浮数，面黄赤，舌有白苔。看眼胆区变化最明显，颜色鲜红，延伸经上焦而入膀胱。故胁痛上连肩臂，下达腰背。

针治：刺眼胆区。针后疼痛消失，身躯前后左右，弯屈自如。

按：此病颇与肋间神经痛相似，说明眼针对于止痛效果较佳。

（六）腰痛验方

临床常见的腰痛以肾虚、扭伤为多。亦有寒湿所犯与其他疾患激发者。针灸治疗效果较好，但要排除脊椎的器质性和异位性病变。

肾阳虚宜灸，肾阴虚宜针。外伤者宜刺瘀络放血或平补平泻。寒湿者针后加灸。取穴见图 2 - 1 - 18。

主穴：委中、肾俞、命门、承山。

配穴：脊骨痛甚者：后溪、人中。

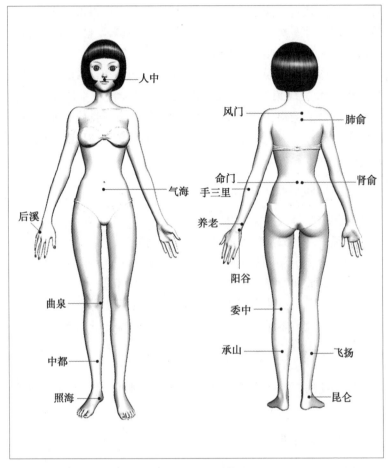

图 2 – 1 – 18　腰痛取穴

脊椎两侧痛甚者：飞扬、昆仑。

肾阴虚者：照海、阳谷。

肾阳虚者：灸命门、气海。

风湿性者：委中点刺出血，再刺风门、肺俞。

肝经病者：中都、曲泉。

扭伤者：养老、手三里外方的压痛点。

七、上 肢

（一）五十肩

人在 50 岁左右多有肩关节周围炎，又称为"五十肩"，疼痛过久，肩关节粘连，不能抬肩的叫做"肩凝"，用针灸治愈甚难。病程较短的，容易生效。取穴见图 2 - 1 - 19。

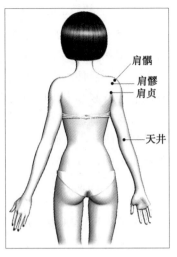

图 2 - 1 - 19　五十肩取穴

治疗方法：

（1）在患侧腋缝内方一横指稍上的部位，以手指按压，找到其最痛处，画一记号，然后针其健侧与记号相当之处，找得越准越有效。针刺后，手压患侧记号，其痛未减，是针没有刺中其焦点，可多刺几针，终会找到。患侧压痛消失，肩痛自减。

（2）肩三针：采取患侧肩髃一针，肩前腋缝上 1.0 寸一针，肩后腋缝上 2.0 寸一针，谓之肩三针。

（3）芒针：取 8 寸长芒针，询其手指必有一二指不适，可循其经，于肩部进针，沿皮向下，直刺深入，其效亦佳。

检查五十肩的简便方法，令病人伸臂，屈肘，一手握其腕，一手由肘内向外推，呼痛即为五十肩。

肩凝者，一方面针刺肩关节附近之穴，如肩髃、肩髎、肩贞、天井等穴。一方面嘱病人作功能锻炼，如靠墙站立，患侧的手扶在墙上，尽量往上举，每天逐渐升高。或两手指互握，使两臂上举，每天练数十次。或做前后回旋运动，亦有帮助。最好是早期发现，早期治疗。最严重的，理疗科注射麻药，用手法抻开。此不属于针灸范畴。

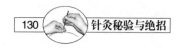

常某，男，59 岁，沈阳市电车公司工人。

1975 年 4 月 22 日来诊。主诉：两个月前，开会时以手支颐过久，忽然抖动一下，遂发生肩痛。用过体针、芒针，均无效。右臂前伸、后伸均引起剧痛，运动受限。手压上肢六经，三焦经有压痛，看眼则上焦区血管深赤。针右上焦区，针后痛减。

针 3 次后，运动逐渐灵活，右手可摸到左颐。按压各经，痛点转移大肠经，看眼则由上焦延伸入大肠区，而上焦颜色转淡。改针右大肠，效果较好，前伸、后伸均不甚痛，针 7 次而痊愈。

（二）肩胛痛

王某，男，55 岁，沈阳市大东区房产局干部。

1980 年 4 月 5 日来诊。主诉：左肩胛缝疼痛十余天，可以举臂但觉疼痛，上肢前伸后伸亦痛。服药不效。

采取坐位，令其挺胸，使胛缝暴露，找其压痛处，右手持针，靠胛缝刺入 0.5 寸，然后将针放倒，刺向胛内，使针刺在肩胛骨下、胸膜之上，穴名"胛缝"，属经外奇穴。刺此穴难度较大，刺伤胸膜则易成气胸。

针后痛止，以后一直未发。

甘某，女，45 岁，沈阳市大东区房产局工人。

1980 年 9 月 3 日来诊。主诉：左肩胛缝疼痛数月，久治不愈。听王某介绍，他胛缝疼，针一次即愈，迄今 5 个多月，一直未犯。故来求医。

依前法，在其左胛缝刺入 2 针，起针后痛止，活动自如，异常高兴而去。

（三）网球肘

崔某，女，28 岁，沈阳市齿轮厂工人。

1976 年 7 月 26 日来诊。主诉：从春节开始，右上臂疼痛。现在移至肘关节肘尖痛。只要一活动即痛。右手不敢用力，干轻活也不行，就是扫地也疼痛难忍。久治不愈。

看眼肺区、大肠区、上焦区均有变化，而以上焦区比较明显。用眼针上焦区，一次减轻，二次只有阵发性微痛。针六次痊愈。嘱其活动臂部要注意，不宜用力过猛，以免复发。

按：网球肘，多由上肢用力过猛，或持重物损伤肘关节，或长时间活动不停，如小提琴家、网球运动员易得此症，因名"网球肘"。多在肘关节一小块作痛，虽可治愈，但愈后注意保护，非常重要。余曾治一位小提琴演员，每逢拉琴以后即痛，治疗可以止痛，但长时间伴奏以后，仍然作痛，即是一个例子。

（四）尺神经炎

李某，男，40岁，沈阳市第三建筑公司工人。

1976年12月14日来诊。主诉：1971年有左臂外伤史，以后逐渐右臂运动受限。近一个月来，右臂肘关节弯曲，右手三指至五指屈伸均受限。握拳不紧，伸指不直，不能上举过头，上举时屈肘不能伸，手只与脸相平。本院诊断为尺神经炎，转来针灸治疗。

用眼针双上焦区，针刺入后，右上肢当即伸直上举，手指伸屈灵活，握拳有力，恢复正常。

按：病轻时只针患侧，病情严重时针双侧比较有效。此例疗效极为迅速，出乎医患意料之外。

（五）正中神经麻痹

正中神经麻痹取穴见图2-1-20。

李某，男，10岁，小学生。

1973年6月28日来诊。主诉：出麻疹以后，近二旬臂痿软，五指不能拿东西，只可用拇指和食指第一指节夹取。诊见肌肉萎缩，手像猴子一样，称为"猿手"。这是比较少见的病。

针灸治疗，选用心包、三焦两经穴位。曲泽、郄门、内关。

第二次，曲泽放血，配三焦郄穴。第三次针三阳络、外关、阳池，配三焦经郄穴。如此交替取穴，逐渐好转。第四次针后，已无猿手形状，手腕发软，手指还不能分开。共针十次痊愈。

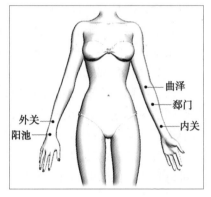

图 2 - 1 - 20 正中神经麻痹取穴

（六）桡神经麻痹

桡神经麻痹的特征是"悬垂手"，即平伸手臂的时候，手背自然下垂，不能伸直，手指变曲，小指最弯，手无握力，前臂屈曲、回旋都受限制。

在针灸病房曾治 3 例，都是睡觉被压过久所致。循经取穴，肺经与大肠经，原穴、合穴、郄穴，有时井穴放血。有两例两个月治愈，有一例 3 个多月治愈（治疗期间比文献记载为短）。

（七）骨　痹

骨痹取穴见图 2 - 1 - 21。

胡某，男，28 岁，沈阳电子研究所技术员。

1974 年 2 月 14 日来诊。主诉：右拇指受冻，感到指尖至基节根部发麻，运动障碍。

在右拇指节背面关节处，按压揿针一支，贴以胶布，经过 3 天取下，手指运动恢复，由臂至手指麻木。取穴：大杼、

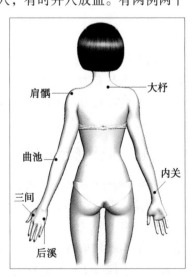

图 2 - 1 - 21 骨痹取穴

肩髃、曲池、内关，三间透后溪，针 4 次痊愈。

（八）扭伤臂痛

张某，男，37 岁，辽宁地质研究所工作人员。

1975 年 7 月 29 日来诊。主诉：腰椎有骨质增生。1957 年曾扭伤。1958 年即有反应，感觉下肢疲劳。昨天因搔痒，不慎扭伤，右臂疼痛，其痛有数处。

选其最痛处，埋藏 3 号皮内针一支，3 天后取出，臂痛减轻，其痛处亦只有两处，又选其最痛处再埋皮内针，如此 3 次而臂痛愈。

（九）颈椎病导致手指麻木

孙某，男，58 岁，沈阳市第一建筑公司工人。

1973 年 8 月 6 日来诊。主诉：右臂疼痛 3 年，已愈。近月余，疼痛不敢抬臂，手麻，无名指与小指尤甚。

知热感度测定：心包经 2/3，于右侧厥阴俞埋皮内针后 5/5。心经 3/4，于右心俞埋皮内针后 3/3。

疼痛减轻一半，3 日后又感到小指愈，无名指重。

知热感度测定：心包经 2/4，于右厥阴俞埋皮内针后 3/3。

三焦经 1/2，于右三焦俞埋皮内针后 2/2。

从此手指病愈。颈椎病则针灸可减轻症状，不能根治。

（十）五年厥逆

陶某，男，32 岁，辽宁省康平县干部。

1972 年 11 月 28 日来诊。主诉：5 年前忽然两手发凉，由腕至指尖，不论冬夏，其冷如冰。皮肤颜色苍白，两手总感不适。

大便之后，由小便有数滴白色稠状物淋漓而出。久治不愈。

诊见：面色微白，舌润无苔，六脉沉迟，扪其两手，其冷彻骨。

治疗：取两手合谷穴，针刺得气，用烧山火手法3次。5分钟后皮肤渐温，津津汗出，继则两手恢复常温。

按：此例专介绍烧山火手法的效果，往往出人意外。此类验例不少，不多列举。

（十一） 搐搦

金某，女，25岁，沈阳市郊区前进公社社员。

1973年5月10日来诊。主诉：平素健康，但有手指搐搦的毛病，每逢生产就发作。昨天感冒，咳嗽不止，右手不舒服，左手握拳很紧，强力使之开则呼痛，且强力亦不能掰开。

采用远端循经取穴，见图2－1－22，针其右手六经之首尾穴，中府、迎香、天池、丝竹空、极泉、听宫。

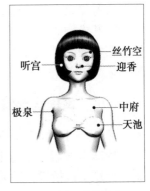

图2－1－22 搐搦取穴

针刺得气，其经之指应针而开。如刺中府则大拇指动，刺迎香则食指开，如线牵引，如磁吸铁，遥遥相应。此类病人，亦有多例。

（十二） 拇指僵直

王某，男，63岁，辽宁中医学院医师。

1974年5月12日来诊。主诉：无其他病，只是右手拇指僵硬强直，不能弯屈。

此症虽简单，但很难治。在大指节关节处放一角针，胶布固定。7天取下，病愈。

（十三） 腱鞘囊肿

仲某，女，54岁，家务。

1974 年 6 月 18 日来诊。主诉：右腕起一小包，按之皮肤活动，不痛，形如樱桃大，已 3～4 个月，由持重物所引起。

针刺方法：左手固定包块，右手持针从根部四边刺入，在包块中心再刺入一针。留针 5 分钟。起针后，包块立即缩小 1/4，针 4 次痊愈。

按：上肢疼痛，以"五十肩"为多见。

"五十肩"是老年人最常见的一种多发难治的病。《难经》说："诸阳脉皆上于头，诸阴脉至胸颈中而还。"《内经》说："四十而阴气过半。"人到了 50 多岁，阴盛阳衰，上部抵抗力虚，偶受风寒，易侵入经络。另外人在睡觉时，两肩容易外露，受风寒的机会多，所以"五十肩"是老年病之一。有的因为扭伤、闪挫等原因，亦容易使经络受伤，导致气血瘀滞，"不能则痛"，也能引起"五十肩"。

1978 年我让一位中风将愈的患者，自己做功能锻炼。我见他蹲的姿势不对，教他怎样蹲法，由于地板太滑，我向后闪了一下，左肩受挫而痛。我自己针刺痛止，以后经常发作，针后即愈。半年前发作比较重，针刺不效，注射药物也未起作用，只好自己举臂锻炼，越痛越练。忽然一天，肩痛很重，只有一小块最痛，不敢翻身，受压更甚。次日晨，这一小块，串至手上，自己按摩 100 多下，包块消失，疼痛亦止，而"五十肩"亦随之而愈。这是瘀血因锻炼而下行至手，经过按摩而消散，"通则不痛"。经络是可以用各种方法使之达到左右平衡而"处百病，调虚实"的。

至于风湿症，初起就治，可以治愈。迁延日久，变成慢性病，则缠绵不愈，甚至终身不能摆脱。尤其每逢季节变换，衣服未能适时增减，或劳作出汗当风，都容易引起发作。经过治疗，可以使症状减轻或消失，但遇机会仍然发作。不但风湿症是这样，凡属一切慢性病都是如此。

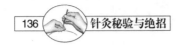

（十四）十宣与手麻木

手指麻木，多为中风之兆；亦有血虚与外邪阻滞经气而发麻者。

属中风之兆者，多从无名指或食指先麻，次渐累及其余三指。血虚发麻，伴随着血虚证。外邪所致，多有痛与麻兼见。

针刺十宣，对各种手指麻木，均有良效。刺前，医者用手将患肢从肘部捋至指尖数次，令其指尖充血，然后用毫针点刺出血。一般针几次即见效。不见效者，配合十二井穴。麻木消失后，再灸风市数日，以防中风。

血虚手指麻木者，取所属经络的俞募穴刺之。

外邪所犯者，"以痛为俞"，配取瘀络出血。即痛处的旁边有明显的静脉突出，放血出之即效。

（十五）指、趾痛的刺法

手指与足趾痛时，针刺效果良好。取穴方法有二，见图2－1－23。

（1）取痛指、趾所属经络的背俞穴或华佗夹脊穴。

如：手拇指痛甚，即取肺俞或第三胸椎旁开0.5寸处。肺俞针0.5~0.7寸。华佗夹脊穴可深刺1.0~1.5寸。常有即刻止痛之效。

足拇趾痛时，取脾俞与其内侧1.0寸处针之。余者依此类推。

（2）取痛指、趾的所属经络的另一端，即起、止穴。

（十六）上臂不举的刺法

上臂不举针刺有效，伴有肩关节粘连者无效。需结合按摩等其他疗法。取穴见图2－1－23，针刺有三种刺法。

（1）针条口透承山，手法要强，针感向上，施平补平泻。

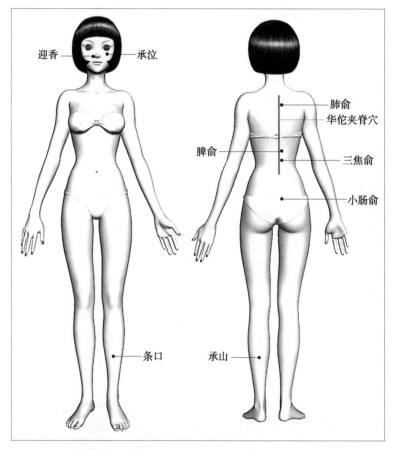

图 2 - 1 - 23　指、趾痛取穴

（2）令其患臂上举，举至痛时，找到痛点，以针刺之。

（3）远道循经刺首尾穴。如手食指痛，取大肠经的止穴迎香。足二趾痛时，取胃经的起穴承泣。余经依此类推。

方某，男，52岁，汽车司机。

1979年12月7日来诊。右手小指与无名指阵发性疼痛，夜间尤甚，难以入睡。发病两个月余，经注射镇痛药物与口服中西药物，亦曾针灸3次，均未见效。

诊见：脉弦紧、舌苔薄白。辨证属手太阳、手少阳经被风寒所侵。

取穴：三焦俞、小肠俞。针后 20 分钟，痛减大半。患者欣喜而去。

次日复诊：昨夜仅小痛两次，能入睡。

共经 5 次治疗而痊愈。

又法：让健臂也上举同样高度，取与患臂痛点相对应处刺之，刺完两臂放下，再令患臂上举时，比治疗前要高。连续针几次见效。至两臂举至同样高时则病愈。

八、下　肢

（一）腿痛（风湿症）

蔡某，男，25 岁，辽宁中医学院教师。

1975 年 5 月 26 日来诊。主诉：有风湿病史，平时久坐后下肢发麻。今早骑车上班，走至途中忽然左腿膝关节外侧疼痛甚剧，越来越重，到学校时已不敢屈伸。上楼就诊，颇感困难，每上一阶楼梯，一步一停。

脉来沉迟，看眼双下焦区血管颜色和形状都很明显，但颜色较淡，证属虚寒。眼针取穴见图 2 -1 -24。

针治：用眼针，取双下焦区。针后立刻减痛，5 分钟起针，活动、屈伸，上下楼行动自如。

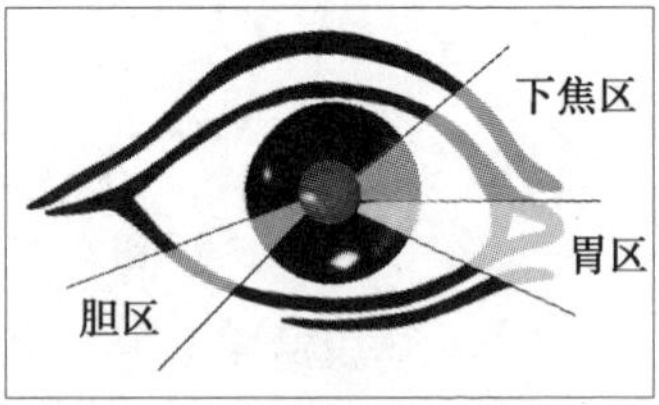

图 2 -1 -24　腿痛眼针取穴

（二）腿痛（坐骨神经痛）

腿痛眼针取穴见图 2 -1 -24。

王某，男，47 岁，辽宁省新民县太阳升公社社员。

1975 年 5 月 28 日来诊。主诉：十多天以前，在树下睡觉受风所致。现迈步困难，需拄棍行走。外科检查，伸直抬高试验，右腿抬至 40°角即痛，环跳穴有压痛。诊断为坐骨神经痛。看眼，右胆区有变化。

治疗：眼针，刺右胆区。针后，右腿抬至 80°角，未感疼痛。

二诊，主诉：腿痛已止，腰部发麻，改刺中焦区。

三诊，腰腿麻和痛全止，腿仍发酸发紧，以膝关节最为明显。

膝关节属胃经循行之部位，乃针双胃区。共针 6 次，一切症状均消失。

（三）腿疼（肌肉萎缩）

孙某，女，42 岁，沈阳市轻工三厂工人。

1975 年 6 月 5 日来诊。主诉：3 个月前，开始右小腿外侧疼痛，逐渐臀部亦痛，走路缓慢，知觉迟钝，肌肉萎缩。有时偏头痛。经治疗无效。

诊见：面黄，神疲，脉来沉迟。看眼右胆区血管形状弯曲，颜色淡红。

治疗：使用眼针，刺右胆区，留针 5 分钟。

效果：针 1 次痛减，2 次痛止。其肌肉萎缩，需服药治疗。

（四）臀部外伤疼痛

谭某，男，30 岁，辽宁省辽中县中学体育教师。

1965 年，我应辽中县之邀，去辽中县举办针灸训练班。下午治疗，让学生实习。

此患者主诉：因上体操课，跳木马做示范表演，被木马外端垫了臀部。从此不敢坐椅子，一坐即痛，只好站着的时候多，已

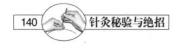

经 3 年，久治无效。

面色、形态、脉象均正常。臀部亦无伤痕，找左右两处压痛最明显处，从前边腿根部前后缪刺，针感直达病所，起针后，左侧压痛减轻。第二天复诊，左臀坐椅子已不觉痛，唯右侧尚不敢坐。他说能坐一半，已经很满意了，治疗 3 年无效，这才仅治一次。又在右臀部，找最痛点，于腿根前后缪刺，行手法后，起针，压痛点亦消失。实习仅 3 天，其结果不详。

（五）痛 痹

痛痹取穴见图 2 - 1 - 25。

冯某，男，20 岁，沈阳鼓风机厂。

1973 年 8 月 8 日来诊。主诉：左侧膝下中线作痛，而第四趾麻木，越疼越重，已将 2 年，多方治疗不效。

诊见：神疲，面色青，舌润无苔，脉来迟而左关明显。病属胆经。

采用两端循经取穴，针瞳子髎、窍阴，均左侧。1 次痛轻，3 次痛止。

（六）腓神经麻痹

腓神经麻痹取穴见图 2 - 1 - 25。

刘某，男，12 岁，东北工学院宿舍。

1974 年 7 月 24 日来诊。主诉：平素无病，今早起床后，走路即摔倒，迈步则右膝画圈，抬腿右足下垂，趾尖也向下，脚掌的外侧向下扭，甚则形成内翻足。

循经取穴：阳陵泉、足三里、外丘、丘墟、昆仑等穴，治足三阳经。针几次，足无内翻，但仍下垂。

改用排针：即由膝关节的六合穴，绕膝成一横曲线，逐渐向下，只针膝下的外侧、后侧，每天向下 1 寸，将经穴与阿是穴连成一线，即一横排，故名排针。针后走路不再画圈，足下垂亦渐

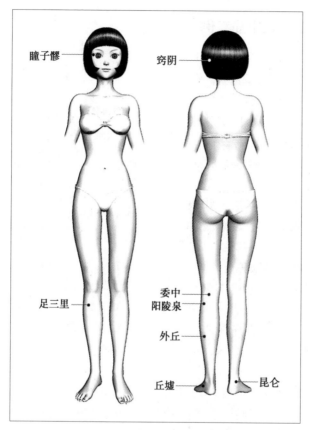

瞳子髎

窍阴

足三里

委中
阳陵泉

外丘

丘墟　　昆仑

图 2 - 1 - 25　痛痹、腓神经麻痹取穴

好转，可以走路。

　　踝关节以上逐渐恢复，乃针足三阳经足部有关各穴，并针八风，足经井穴点刺出血。至 8 月 29 日已完全恢复正常。

　　马某，男，24 岁，辽宁省铁岭县恒道公社。

　　1973 年 7 月 20 日来诊。主诉：六七天以来，两足下垂，踝关节活动无力，走路很困难。由于久蹲拔草而引起。

　　采用芒针，沿皮向下刺，由阳陵泉、足三里、委中三穴为起点，使足三阳经兴奋，针一个疗程（10 次）渐愈。

（七）足跟痛二例

足跟痛取穴见图 2 - 1 - 26。

佟某，女，27 岁，辽宁省农机公司技术员。

1975 年 8 月 13 日来诊。主诉：人工流产以后 9 天，因看电影受凉，足跟痛，膝关节尤其无力。

采用二穴疗法，膝眼、仆参。针刺 10 次，逐渐痊愈。

徐某，女，42 岁，沈阳市辽河公社饭店服务员。

1974 年 8 月 13 日来诊。主诉：今年 4 月 13 日，从桌子上掉下来，发生头痛恶心，后遗足跟痛，走一步即痛，治疗多次不效。

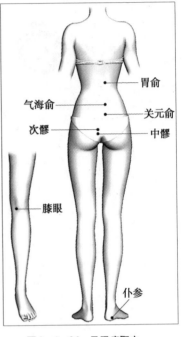

图 2 - 1 - 26　足跟痛取穴

按压其双足丘墟穴均有压痛，属于胆经，"病在下而取之上"，针胆经两风池穴，针刺得气，直达足跟。起针后，试令走路，足跟已不觉痛。

（八）右腿痛痹

右腿痛痹取穴见图 2 - 1 - 26。

徐某，男，39 岁，沈阳机电学校。

1975 年 3 月 22 日来诊。主诉：右腿痛 1 个半月，外科检查，第四、五腰椎间盘脱出。其特点为每逢闭眼时则疼痛加重，平时有胃病，便燥。

经络学说，足太阳膀胱经筋行于目上纲，就是上睑各经脉的总枢纽。腰椎间盘脱出，影响膀胱经，第四、五腰椎接近膀胱经的八髎穴。此人平素有胃病，胃经的经脉有所改变。因此，闭眼时则疼痛加重。

循经取穴，采用四面取穴法，针次髎、中髎、胃俞，成长方形的面积，穴位则属膀胱与胃。间用适当第四、五腰椎之气海俞、关元俞及其内的脊穴，连成正方形面积，两组穴交替使用，针刺 7 次，基本不痛，治疗 12 次痊愈。

（九）下肢痿软

金某，女，21 岁，沈阳市小东粮谷机械配件厂工人。

1973 年 8 月 16 日来诊。主诉：5 月 24 日被土筐打伤，当时神昏，苏醒后周身无力，上肢无大改变，走路时两腿无力，膝关节活动。经中国医科大学附属第一医院检查，神经无器质性改变。

经络测定：肾经 85/90，左肾俞埋皮内针后 90/90。胃经 55/65，左胃俞埋皮内针后 60/60。

1 周后复诊。主诉：走路较好，膝关节发酸，足跟疼痛。去掉皮内针，经络测定：胃经 30/20，于右胃俞埋皮内针后 25/25。肾经 45/40，于右肾俞埋皮内针后 40/40。

如此治疗 15 次，走路渐趋于正常，下肢无力，经常疲倦，嘱其注意适当休息，并服药补肾治胃，以善其后。

（十）外伤性瘫痪

外伤性瘫痪见图 2 - 1 - 27。

关某，女，24 岁，沈阳高压阀门厂工人。

1976 年 4 月 11 日来诊。主诉：7 天前在院内被三楼上掉下来的石头打伤左侧头部，头皮未破。当时昏迷两小时之久。过了 6 天，右腿不能走路，记忆减退，经治无效，由数人抬进诊室。

诊见：神清，语言流利，舌质淡无苔，脉来沉缓。唯右腿丝

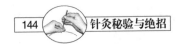

毫不能活动。看眼几个经区均有改变。

辨证：神清脉缓，脏腑无病。乃因打伤头部，伤及经络，阻滞淤塞，影响运动，发生功能障碍。

诊断：外伤性瘫痪。

治疗：根据有改变的经区用眼针疗法。针刺双下焦区、胆区、右膀胱区。

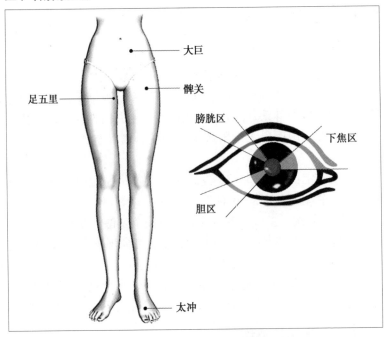

图 2－1－27　瘫痪与下肢不举取穴

效果：针后右腿略能活动，自述全腿酥酥地有上下串动的感觉，知已得气，自当有效。配太冲以舒筋。针后能抬腿，腿上部仍痛，又针髀关、足五里，由别人搀扶能够走路。

随访：针一次，以后未来。两个月后，用电话询问该厂卫生所，据说，治后回厂逐渐能够走路，遂在厂卫生所治疗，已接近痊愈。

（十一）大巨与下肢不举

《铜人经》云："大巨为足阳明脉气所发。"痿症有独取阳明之说。临床中，屡用大巨治疗下肢不举、痿软、无力等，均见一定疗效，大巨穴见图 2 – 1 – 27。一般采用补法，针 1.0 ~ 1.5 寸深，以沉胀针感为佳。

当下痢或因寒凉引起的肺炎、支气管炎、喉炎时，触大巨有明显压痛，即可刺与灸，常获良效。若大巨无压痛，不可取用，用亦无效。

九、针灸保健与养生

针灸能治病，亦能防病。古曾流传："若要身体安，三里常不干。"《扁鹊心书》载有保命之法："保命之法，灼艾第一，人至三十，可三年一灸，脐下三百壮；五十可二年一灸，脐下三百壮；六十可一年一灸，脐下三百壮，令人长生不老。"人体以阳气为本，有"卫外而为固"的作用。人若阳气常盛，则病邪不易侵犯。灸能扶阳培原，故能强身保健。

针灸可防病保健，从理论到实践业已得到证实。适宜的针灸可激发机体各组织器官的功能活动，并增强对疾病的免疫力。实验结果证明：针灸后血中白细胞增加，肝脾内网状内皮系统活跃，吞噬机能增强。施灸亦可引起肾上腺机能的增强。临床中看到：刺灸可治好和预防感冒；灸可改善虚弱体质；长期的慢性疾患，经灸不但医好疾病，而且体质亦随之增强。

预防疾病，保护人民的健康，是医学的根本目的。用针灸来防病保健，既经济简便，又行之效验。如此优秀的保健术，宜推广普及。

（一）预防感冒之灸

取穴：风门、肺俞或足三里，见图 2 – 1 – 28。

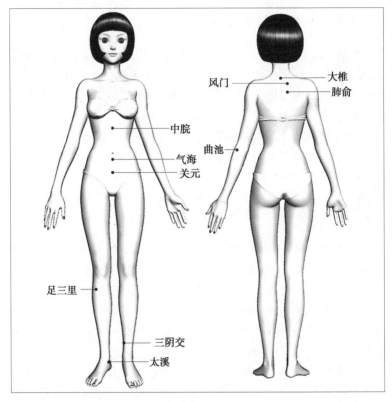

图 2 - 1 - 28 针灸保健取穴

方法：每穴用艾条灸 3~5 分钟，每日 1 次，连灸 7 日。或 3 日一灸，连灸 7 次。

（二）体质虚弱之灸

取穴：关元、中脘、足三里、大椎，见图 2 - 1 - 28。

方法：每穴用艾条灸 3~5 分钟，艾炷灸 5~7 壮。3 天灸一次，10 次为一疗程。一般灸 3~5 个疗程，体力即有一定的增强。

（三）慢性病体之灸

取穴：曲池、气海、太溪、足三里。女性宜加三阴交，见图 2 - 1 - 28。

方法：每两天灸一次，可用麦粒灸或隔姜灸、艾条灸均可。 10 次为一疗程，每疗程期间可间休 3 ~ 5 日。有不适反应者，可 配合针刺调理。如能坚持几个疗程，可逐步改善慢性病体质，加 速治愈。

第二节　内科疾病针灸疗法

 一、疼　痛

针灸治疗疼痛效果良好。不同的经穴与配方组成，均显示出 特异性。临床中选穴规律简述如下。

（一）循经取穴

循环取穴是针灸的一般取穴方法，但在治疗痛证时，按以下 三种选穴方法为佳。

1. 郄　穴

取病痛所属经络的郄穴。如胸痛（系肺经病变）取孔最； 胁痛（系肝经病变）取中都。依此类推。

2. 起止穴

取病痛所属经络的起止穴。如胃痛（系胃经病变）取承泣、 厉兑；臂痛（如系肺经病变）取中府、少商。依此类推。

3. 反应点

在病痛所属经络的路径上，寻找压痛点刺之。如少腹痛

（若系肝经病变者）在肝经上找反应点；腰痛可在膀胱经与肾经上找反应点刺之。临证时可任意选配。

（二）辨证取穴

根据疼痛的病因、病性等来选穴配方，此法多从治本着手，疗效较可靠。取穴见图 2 - 2 - 1。

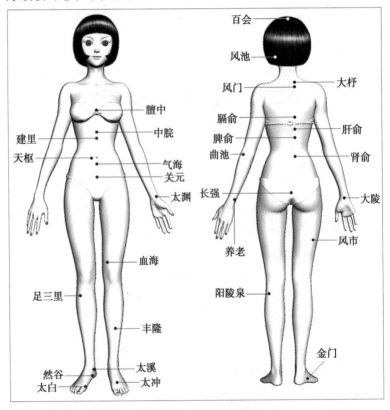

左图穴位：膻中、中脘、建里、天枢、气海、关元、太渊、血海、足三里、丰隆、然谷、太白、太溪、太冲

右图穴位：百会、风池、风门、大杼、膈俞、脾俞、曲池、肝俞、肾俞、长强、大陵、风市、养老、阳陵泉、金门

图 2 - 2 - 1　疼痛辨证取穴

疠痛：寒冷所致。可灸关元、肾俞、足三里、中脘等穴。（疠：xiǔ 音同朽，腹中急痛）

刺痛：多因瘀血。可刺与灸膈俞、曲池、血海等穴。

结痛：多因痰食。针建里、丰隆。

切痛：多因实热。宜针曲池、足三里。

掣痛：多因风寒。宜刺灸风市、风门、风池。

胀痛：多因气滞、积滞。针气海、膻中、肝俞。

隐痛：多因虚寒。刺灸中脘、关元、脾俞。

时痛时止：属气分和虫积。针天枢、血海。

内伤七情者：取神门与四太（太冲、太白、太溪、太渊）。

外伤：筋伤，阳陵泉；骨伤，大杼。

头部：百会与长强。

胸部：大陵、然谷。

腰部：金门、养老。

以上各痛证均可配耳针、眼针所属区。

（三）对症取穴（经验选穴）

对症选穴见图 2-2-2。

（1）头痛：偏头痛选肓俞、绝骨；前头痛选行间、合谷；后头痛选长强、昆仑；头顶痛选内关、太冲透涌泉。

（2）胸痛：左右引痛选行间、大陵；上下引痛选照海、通里。

（3）胃脘痛：天宗及背部与痛处的对应点。

（4）腹痛：少腹痛选蠡沟；小腹痛选筑宾附近的压痛点。

（5）上臂痛：条口透承山。

（6）项强痛：养老、金门。

（7）背痛：手背部的压痛点。

（8）腰痛：气海、天枢、手三里外侧的压痛点。

（9）坐骨神经痛：合谷透后溪、阳陵泉透阴陵泉。

（10）膝关节痛：大陵、人迎。

（11）胆道蛔虫：巨阙、右天枢。

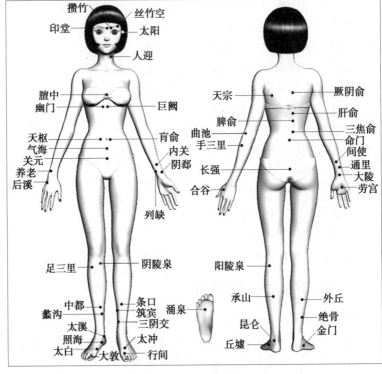

图 2 - 2 - 2　疼痛对症取穴

（12）胰腺炎：中都、阴郄。

（13）牙痛：上齿痛选太阳；下齿痛选厥阴俞；上门齿痛选印堂；下门齿痛选列缺；牙周炎选太白、脾俞；牙髓炎选太溪、绝骨。

（14）眼痛：肝俞内侧反应点，清冷渊。

（15）耳痛：照海、肓俞。

（16）胸胁痛：丘墟透照海。

（17）胆石痛：天宗、外丘。

（18）心绞痛：大陵透劳宫。

（19）脐周痛：命门。

（20）痛经：间使。

（21）疝痛：大敦点刺出血。

（22）肿瘤疼痛：

①止痛穴：攒竹透丝竹空，绝骨透三阴交，合谷透后溪、人迎、幽门。

②止痛灸：肝俞、三焦俞、关元、膻中、足三里、曲池。

③耳针的相应区，可埋针，经常按压。

二、偏　瘫

偏瘫是脑出血、脑血栓形成、脑栓塞等导致的半身不遂，是临床常见的较难治的疾患之一。用体针、眼针均能收到良好的效果。

（一）辨　证

半身不遂多为"中风"之后遗症状。临床治疗应以经络辨证为准。半身不遂的患者，其体内的经络出现了极复杂的变化，各经络间、左右侧经络间出现了显著的失调。这些微细的变化，从脉证上是不易诊出的。例如，从脉证看，诊为肝中风，但一测其经络，不在肝，而在脾、肾等经。若不调整脾、肾等经的失调变化，是不会速效的。因此，诊察经络与调其平衡在治疗偏瘫中占有重要地位。

（二）配方选穴

从古至今，治偏瘫的验方与效穴不少，为什么有时有效，有时无效？立方准，用者恰当即有效；立方不准或用者失误即无效。因此，对古方、验方与书本理论上的东西在临床应用时，一定要辨证地使用，才能发挥其治疗效应。否则，一见偏瘫，就惯用某些固定的治瘫穴，一经无效即束手无策。结果就会将那些所谓无效的病人推出针灸治疗之门外，使病者丧失信心，蒙受不应有的痛苦。对此，针灸医生应该引起注意。

配方选穴，按诊察出来的经络变化为准，再结合治瘫穴所主经病灵活选用，疗效才佳。如：病在肝胆经，取环跳、阳陵泉、太冲等，病在脾经，取隐白、阴陵泉、大包等；病在阳明经，取曲池、内庭、大巨等；病在少阴经，取涌泉、阴谷、少海等有效。关元治瘫亦效，此穴为任脉与足三阴经交会穴。看来，有些穴虽不治瘫，但如辨证活用即会有效。

（三）病因治疗

中风病因有风、火、痰、气等，因而可分为"火中"、"痰中"、"气中"。多由肾水虚衰，肝风内动，痰火内发，气血失和。因此，滋阴补肾、潜阳平肝、豁痰开窍、助气活血，即为病因治疗。取穴见图 2－2－3。

临床常用关元、京门、照海滋肾；用中都、侠溪、行间平肝；用中脘、丰隆、公孙、列缺化痰通经；用气海、膻中、膈俞、血海调气活血。这些穴，虽不治瘫，但作为病因治疗发挥了良好疗效，符合"治风先治血、血行风自灭"之说。

（四）刺灸手法的运用

对于偏瘫肾虚、气郁者多用灸法；痰火者多用针法；气血失和者针与灸并用。挛缩性瘫，针时多用泻法，弛缓性瘫针时多用补法。至于先针健侧或患侧，各施何种手法，这不能作硬性规定。依其经络的虚实，按原则施术，不可拘执。

（五）随证加减

对于偏瘫的治疗，应该在基本治疗方案的基础上，随证加减，用得恰当，奏效显著。取穴见图 2－2－4。

患肢筋紧挛缩宜多灸：肝俞、阳陵泉、巨阙、中脘。

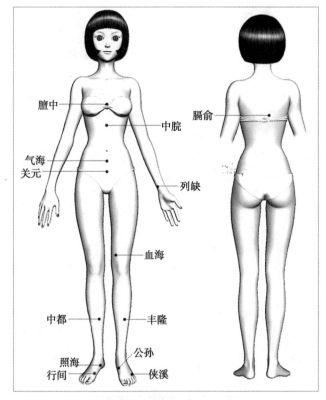

膻中

中脘

气海
关元

列缺

血海

中都
丰隆

照海
行间

公孙
侠溪

膈俞

图 2 - 2 - 3　偏瘫辨证取穴

患肢弛缓无力宜多灸：气海、章门、脾俞、肾俞。

语謇舌强：神道、陶道、大椎上 1.5 寸处与其旁开 0.5 寸处，灸之。

若经气不足（电测定为零值或知热感度极低下）可采用大接经的刺法。大接经的刺法有：①由阴转阳治经络虚寒，即采用表里关系，先刺阴经的络穴，后刺其表里阳经的原穴。例如：先刺肺络穴列缺，后刺大肠原穴合谷。②由阳转阴治经络实热。例如：先针有表里关系的二经，如先刺大肠经的络穴偏历，后刺肺经的原穴太渊。依此类推，对经络虚实有补虚泻实之功。

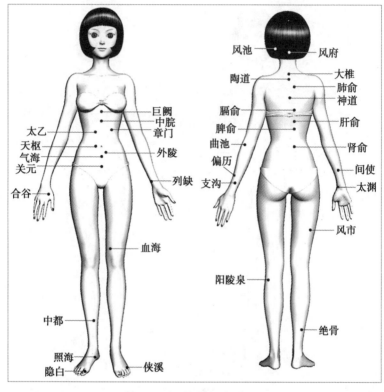

图 2 - 2 - 4　偏瘫随证加减取穴

　　大便燥结：此类患者多数并有便秘，宜通便润燥。灸天枢、太乙、外陵。针支沟、照海。

　　眩晕：侠溪、风池。

　　肢体麻木：隐白、气海、太渊、血海。

　　患肢疼痛：绝骨、曲池、膈俞。

　　好嬉笑：间使、中都针之。

　　善悲泣：针列缺、灸肺俞。

　　症状反复发作者：灸风市、风府、中脘、关元。

　　另可配合眼针与头针治疗。

（六）整体治疗

针灸治疗偏瘫，不要只着眼于瘫，应十分注重脏腑经络的调整。中风多病在肝，若不调好脾、肾，肝亦不能治好。治瘫要调和气血，"气纳三焦，血归包络"，因此，三焦与心包又不能不调。偏瘫是多经病变，需要大调整，施整体治疗才能收到满意的效果。

（七）辅助疗法与功能锻炼

（1）循经点穴按摩：以十四经穴为主进行按摩，既可防止肌肉萎缩，又可促进功能恢复和增强疗效。

（2）可兼服些对症的中西药物。

（3）患者经常做些力所能及的活动与锻炼，有助于疗效的巩固与提高。

总之，针灸治瘫不要急于求成。对一时不见效的患者，要耐心细致地诊治。只要认真地辨证施治，发挥医患的主观能动作用，常可提高疗效。

（八）病　例

张某，男，50 岁，辽宁省锦西县国新公社宋家沟大队。

1973 年 12 月 25 日来诊，患半身不遂十余年，左手略能握物，不能上举，左下肢步履拖拉，抬腿困难，且不能站立。十余年中，经医治仅遗此症而不愈。今骑驴来院求治。面晦、消瘦、神清、语言清晰、二便正常。脉沉缓、舌淡少苔。病深年久，恐难获效，且无特效良方。但病家求治恳切，愿作试治。无奈，又为其进一步诊察。

触诊：患侧肢肌肉略萎缩，皮温低下，左冲阳脉见沉细，左人迎沉微。遂觉此症病在阳明经。拟温补阳明之法，配用头针。

处方：大巨、足三里，均用补法。头针：足运动区。

针后 30 分钟，还未起针时，患者自感患侧下肢温热，手心出汗。平卧抬腿呈 60°角，治疗前为 30°角。

二诊（12 月 26 日）：自诉针后腿觉有力，轻松。原方加曲池，配头针：运动区。

六诊（1974 年 1 月 3 日）：经 5 次针后大见好转，患侧上肢能举过头，下肢步行有力，患腿能单独站立 1 分钟，当场病人做了表演。并说此次独自步行 5 千米来诊。这意外的效果，令人惊奇。

此后，又继治 5 次，基本痊愈。两年后随访，健康，一直参加劳动。

按：此属中风后遗之偏瘫。病久体弱，认为难以调治。后以经络诊察并予以调整而获效。此虽未取用治瘫诸穴，仅用温通经络、调和气血、纠正阳明失调，将多年偏瘫治愈。此乃经络辨证之优越。

三、痿　证

痿证与痹证的区别，在于病位和症状。病位方面，痹证可发生于周身各部位，尤其是关节部位。痿证则只限于下肢，或双侧，或一侧运动障碍。症状方面，痹证必有疼痛，而痿证绝无疼痛。病理有五痿，发于五脏。而以阳明居多。古人治痿取阳明。《内经》说："真气与谷气并而充身。"又说："阳明为藏腑之海，阳明虚，则五脏无所禀，不能行气血，濡筋骨，利关节，故肢体中随其不得受水谷气处而成痿。"

《内经》论痿，多以脏气热而致五痿。后世诸书论痿，其说亦甚纷繁。从临证观之，以湿痿与燥痿论之即可。湿痿：肌腹肿而润，筋脉弛缓而无力；燥痿：肉削肌枯，筋脉拘缩而无力。

（一）治　法

湿痿：利湿祛风燥湿之法。取穴见图 2 - 2 - 5。

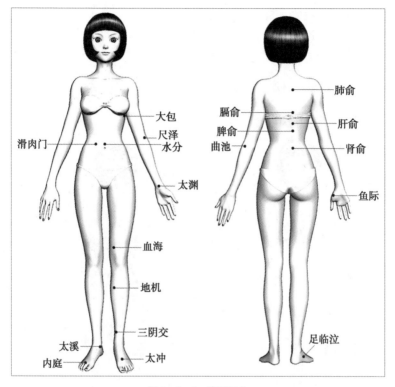

大包
尺泽
滑肉门
水分
太渊
血海
地机
三阴交
太溪
内庭
太冲

肺俞
膈俞
肝俞
脾俞
曲池
肾俞
鱼际
足临泣

图 2 - 2 - 5　痿证取穴

取穴：脾俞、水分、地机、足临泣、大包、肺俞、曲池、内庭。

偏湿热者：只针不灸。久病体虚无热者，宜针灸并用。遵《内经》之意："各补其荥，通其俞，调其虚实，和其逆顺。"

加减：肺热加鱼际、尺泽；湿热加三阴交、滑肉门。

燥痿：滋补肝肾、养血润燥。

取穴：肝俞、肾俞、太冲、太溪、膈俞、血海、太渊。宜针，施补或平补平泻。并多吃厚味食品，即"精不足者，补之以味，燥者润之"之义。

并可选用下列奇穴，颇得效验。

（1）横纹穴，针1~2寸。

（2）新设穴：针0.5~1.0寸。

（3）十七椎：刺与灸均可。

（二）病 例

痿证病例见图2-2-6。

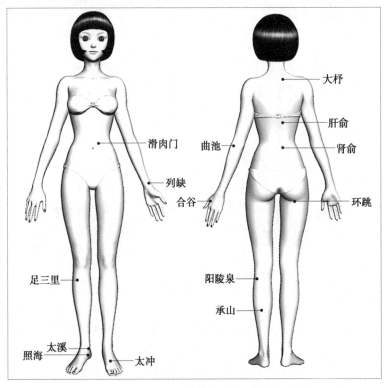

滑肉门

列缺

合谷

足三里

太溪

照海

太冲

大杼

肝俞

曲池

肾俞

环跳

阳陵泉

承山

图2-2-6 痿证病例取穴

杨某，女，20岁，沈阳市第二印染厂工人。

1972年10月9日，由急诊室转来。

主诉：9月30日下午，突然发热，出现两下肢从膝关节以下不灵活。某医院神经科诊断为末梢神经炎，对症治疗。以后又在其他医院针灸两次。

来辽宁中医学院时，体温正常。不能行走。诊见：面色微赤、舌无苔，六脉沉迟，食纳甚少，谷气不能充身，而气血不行，关节不利，遂成痿躄。诊断：痿证。

治疗：以鼻针膝点为主；配穴：体针足三里、丰隆、内庭等，并胃经的郄穴。

治疗3次，能自己站立，走路时需人扶持，迈步很快。由于膝关节柔软无力，又针刺膝眼、鹤顶、髌底等穴。适港澳同胞归国参观，曾做表演治疗。

针治5次，患者可自己走路。饮食亦渐增加。两足紫色变为赤色。扪之冰凉，盖因经络阻塞、气血瘀阻所致。以川椒、附子、吴茱萸、麻黄根、干姜等药煎水熏洗。治疗月余竟痊愈。

刘某，男，8岁，辽宁省锦西县水泥厂住宅。

1971年5月10日来诊。两个月前突患全身性麻痹，呼吸困难，立即赴锦州诊治，诊为多发性神经炎。经气管切开急救而脱险。后经两个多月的药物治疗，全身性瘫痪不见好转，自主运动功能消失。诊见：肢体萎缩，肌肉消瘦，心烦口渴，面色潮红，尿赤，苔薄黄，舌质红少津，脉细数，语言低微。

此证为肺胃津伤，不能濡养筋脉。治宜清热生津，养肺益胃，兼顾滋养肝肾。

取穴：足三里、列缺、曲池、合谷、太溪、太冲。针十余次，手足渐动。

十一诊（6月1日）：针八风、八邪、背部夹脊穴。针5次后，足能抬举半尺多高。

二十诊（6月15日）：饮食欠佳，时有微热，余症如前。取阳明、少阳经穴：足三里、滑肉门、阳陵泉、曲池、大杼、承山。连针十余次，食量见增，略能坐起，但腰软无力。

三十诊（7月13日）：患儿自感有力，但手足运动不准确，拿东西不灵。应顾其本，宜滋补肝肾，补养精气阴血为治。

取穴：肾俞、肝俞、太冲、照海、列缺、环跳、足三里、曲池。

此方连针 30 余次，患者能自扶站立，慢慢移动。改为 3 天一诊，治疗近月余。嘱其加强功能锻炼。先后共治疗 5 个多月。基本痊愈。

随访 3 年，经过良好。现已上中学，步履正常，唯独跑时还稍感不便。

按：此痿多属燥热，肉削肌枯，筋脉缩软无力。宜滋补肝肾，养血润燥，通经活络为治。多用针法。配合功能锻炼有助治疗。

 ## 四、顽固性面瘫

针灸治疗面瘫效果良好。一般针治 15 ~ 30 次可愈。最快有 4 ~ 7 次愈者。亦有针 30 次以上或更长时间不见效者。凡此皆属顽固性面瘫，排除中枢性面瘫（脑血管病或颅内占位病）者，仍可继续针治。临证中要灵活运用穴位与刺灸方法。

（一）治　法

（1）针患侧无效或患侧感觉消失者，要刺灸健侧，待患侧感觉恢复时，再取患侧，可逐渐取效。

（2）当患侧面肌松弛时，要多用补法或浅刺、点刺法。亦可置皮内针埋藏。或用艾条灸地仓、牵正穴。

（3）当患侧面部肌肤肿胀，触压痛甚者，多用泻法。或在患侧口腔内的咬合线处划刺出血。

（4）鼻唇沟消失不见恢复者，可于迎香用毫针刺入，用酒精灯加热，烧红针体，待针凉起针。

（5）口㖞严重，且健侧有牵紧感者，可于健侧口腔内的咬合线处划破出血。

（6）取阳明经穴不见效时，可配取肝经经穴，加阳陵泉、筋缩。

（7）见风流泪，可取太阳经穴。闭眼困难者，配脾、胃经穴。

（二）病　例

顽固性面瘫取穴见图 2-2-7。

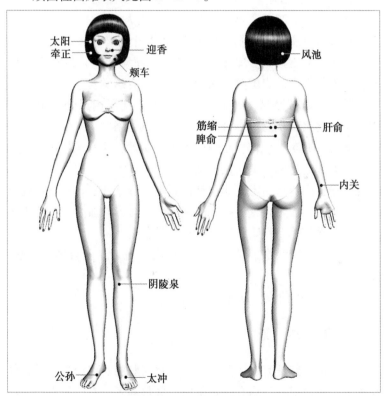

太阳
牵正
迎香
颊车
风池
筋缩
脾俞
肝俞
内关
阴陵泉
公孙
太冲

图 2-2-7　顽固性面瘫取穴

刘某，男，35 岁，辽宁省锦西县第六中学教师。

1968 年 8 月 10 日来诊。晨起突感左侧面部麻木不仁，漏水，遂见口眼㖞斜。立即就医。

口角向右㖞斜，左目不能闭合，左鼻唇沟变浅，左额纹消失，左耳垂后有压痛，食物残留。脉滑数、苔白润。

此由内虚、外邪遏于阳明、少阳之经络。治宜温通经络。

取穴：阳陵泉（左）、太冲（左）、列缺（右）、牵正透颊车。并于左颊车置皮内针。

连针4次而告痊愈。此例速愈，可能与及时治疗及体壮有关。

侯某，男，29岁，锦州市铁合金厂工人。

1972年1月10日来诊。面瘫已近8个月，经多种疗法未见效果，患者异常焦虑，婚期一直拖延。面瘫严重，口角㖞斜明显，目不能闭合。患侧颜面肌肉紧硬，略有痛觉。

脉弦沉、苔厚腻，纳呆，时有眩晕。此属内风外邪遏于厥阴、阳明之络，挟有湿邪。法当化湿息风通络。

取穴：阴陵泉、脾俞、肝俞、公孙、太冲、筋缩、内关、风池。

经五诊后患侧略觉松快，进步不大。

六诊：因病久络阻，非温针而难愈。遂于迎香、颊车穴施温针。牵正穴、太阳穴置皮内针。刺破腮内侧异常血络。经此3次治疗，见效较速，目略能微合，口角较正些。

后又调治十余次，基本治愈。仅大笑时，左上唇稍下垂些。停治。

1个月后捎信说已近愈。

 # 五、热　证

针灸治疗热证有效，需辨清热来自何脏腑、何经络，然后分经刺之。望诊对查热病有一定价值，肝热病者，左颊先赤；心热病者，额先赤；脾热病者，鼻先赤；肺热病者，右颊先赤；肾热病者，颐先赤。病虽未发作，先见赤色（病色），可刺之，以防患于未然。

热病复杂，真假交错，需善于识别假象。真热假寒：病人畏寒，口渴喜冷饮，便秘，脉沉数有力等，此必为真热。假热真寒：不恶寒，面赤咽干，烦躁，四肢冷，下利、脉沉迟等，此必为真寒。若阴虚发热，宜针不宜灸。热证取穴见图 2-2-8。

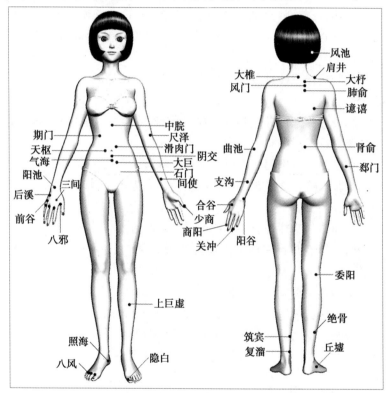

图 2-2-8 热证取穴

（一）治 法

热病无汗：补合谷、谚语，泻复溜、阳谷、前谷；热病有汗：补复溜、肾俞，泻间使、筑宾、风池、后溪。

对外感寒邪壮热者，宜灸滑肉门、大巨。

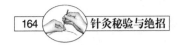

因三焦失调发热者，取阳池、石门、中脘、委阳有效。

寒热往来：针滑肉门、间使、丘墟有效。

（二）几种常见病发热的对症取穴

高热：三棱针点刺（出血）关冲、少商、商阳、委阳、大椎；补合谷（取汗）、第 1～7 胸椎旁开 0.5 寸处；泻滑肉门、曲池。

流脑热：三棱针点刺（出血）尺泽、十二井、八邪、八风、耳轮边。

肺炎热：三棱针点刺（出血）肺俞、尺泽；泻大杼、风门；艾炷灸大巨、后溪。

伤寒热：滑肉门、大巨、天枢、气海，均灸。

胸膜炎热：艾炷灸郄门；泻期门、支沟；丘墟透照海；艾条灸肩井、阴交。

肠痈热：艾炷灸肘尖；泻曲池、上巨虚。

扁桃体炎热：三棱针点刺（出血）隐白、少商；滑肉门平补平泻。

感冒热：泻风门、大椎。

流感热：泻绝骨、后溪；三棱针点刺（出血）三间。

低烧：补阳池、照海；中脘、三焦俞平补平泻。

间歇热：滑肉门平补平泻；艾条灸风池。

 # 六、痫　证

痫证现代医学称为癫痫，是一种最顽固的病。发病年龄以青年为多，壮年较少，老年则更稀有。这种病有时由某种因素所诱发，有时自己完全不知，突然发病。

癫痫分大发作、小发作、精神运动性发作、局灶性癫痫和癫痫状态。

癫痫大发作的特点：

（1）多有先尖叫一声，突然发作，意识不明，表现为口角及四肢出现痉挛，强直性抽搐，几分钟后缓解。

（2）发作时出现呼吸暂停，有口唇发绀。

（3）舌尖被咬破或兼尿失禁，有时吐沫。

（4）发作后昏昏入睡。

此症多在夜间发作，而且几分钟即缓解。

针灸对原发性癫痫有一定的疗效。临证论治时，不必拘泥五种痫，只需从痰、火、惊论治。多半采用化痰、清火、定惊之法，分清主次，耐心调治可收效。一般儿童、青少年发病，病程短者易治。成人、发病年久者多难治。长久发作不愈者，多属正气虚衰，需以培本扶正为治疗原则。痫证取穴见图 2－2－9。

（一）治　法

针穴：鸠尾、腰奇、太冲、神门、间使、丰隆、风府。

灸穴：中脘、滑肉门、筋缩。日发者加灸申脉；夜发者加灸照海。

配穴：

痰盛者：多灸中脘，泻丰隆。

火盛者：神门、照海、身柱。

惊恐者：灸肾俞、胆俞、筋缩。

据我们的经验，使用腰奇配上池（在拇指靠近食指指缝尽头相平处，食指、中指之间，在阳池之上，故名为上池），效果较好。

针灸下列几种病时，宜配合药物。如中风用补阳还伍汤；精神病用癫狂梦醒汤；癫痫有一种风引汤，颇有服后不再发作的病例，值得介绍。

风引汤：生龙骨 60 克，生牡蛎 60 克，紫石英 45 克，寒水石 45 克，白石脂 45 克，赤石脂 45 克，生石膏 45 克，桂枝 15

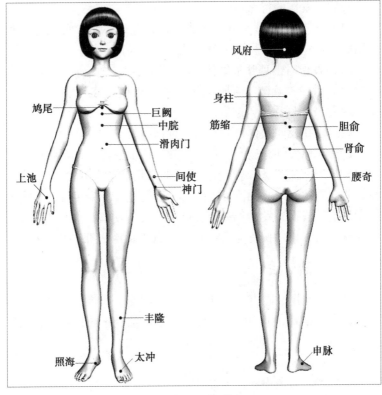

图 2 - 2 - 9 病证取穴

克，大黄 15 克，干姜 15 克，甘草 15 克，代赭石 60 克，降香 60 克，钩藤 60 克，共为细面。成人每服 5 ~ 10 克。小儿酌减。

（二）病　例

马某，男，21 岁，辽宁省锦西县钢管厂工人。

1972 年 7 月 8 日初诊。自 1970 年 5 月起，突发癫痫，几日发作一次，昼夜不定。发作时，突然昏倒，口吐涎沫，抽搐数分钟。过后头痛，睡眠不佳，健忘。近月余频繁发作，经中西药物、针灸治疗，未见显效。来我院门诊治疗。

自诉因过劳、生气而得。平素头昏健忘。脉弦紧，舌苔微黄。

证由肝郁化风，气逆痰浊，蒙蔽清窍而突发。宜镇肝豁痰，清火息风，兼补心肾。

取穴：泻太冲、丰隆；补照海、神门；巨阙、腰奇平补平泻。

经过：针治十余次，治疗中仅发作一次，且时间尚短，头痛消失。停治观察。

一年后，因打篮球过累，痫疾复发，病状如前。继治，针方如前，加灸中脘。

针灸 1 个月，停治。观察至今 7 年余，从未复发。

按：痫证难医，不易根治。此例巩固至今实由中脘之灸，培本扶正、豁痰化浊而效。临证中屡试多验，但需多灸，少则无效。

 ## 七、癫　狂

癫狂虽属精神疾患，但两证不同，癫与狂又可交替出现。癫属阴证，表现痴呆，抑郁，妄言乱语，哭笑无常。狂证属阳，狂躁易怒，打人骂人。其主证皆表现为言语、动作和情绪明显失常。癫狂取穴见图 2 - 2 - 10。

（一）治　法

癫证宜开郁化痰安神。主穴：肝俞、心俞、脾俞、膻中、神门、丰隆、中脘。宜多灸，有时可转成狂证，再按狂证治。

狂证宜清心泻热醒脑为主。主穴：上脘、间使、丰隆、滑肉门、大椎、风岩、神门、太冲。

随证配穴：

弃衣高歌奔走：冲阳、后溪、长强。

说唱乱语：挑刺龈交穴（口内）。

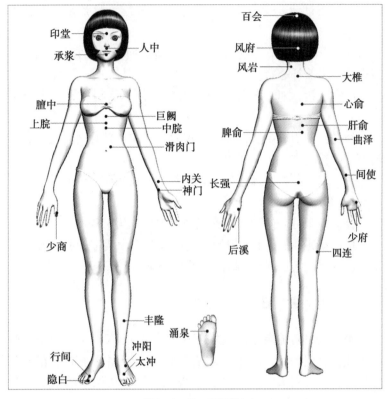

图 2 - 2 - 10　癫狂取穴

打闹：刺涌泉、四连穴。

心烦不宁：针巨阙，曲泽放血。

不眠：风府、行间、少府。

针刺效果不佳时，可灸巨阙、心俞、百会、少商、隐白。

针刺此证时，手法要强，宜久留针。狂证多用泻法，癫证多用平补平泻，宜多灸。

（二）病　例

王某，女，18 岁，辽宁省铁岭县三河屯小学教师。

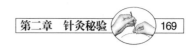

1974 年 11 月 1 日来诊。主诉：十余日前，因生气发生精神分裂，哭笑无常，语无伦次，妄奔乱走。

诊见：狂躁不安，面赤，舌质干，舌中心有黑苔，脉数，属于狂症。

针治用孙思邈十三鬼穴。同时服癫狂梦醒汤。

11 月 8 日复诊，一切症状消失，精神正常。

再针其巨阙，仍服癫狂梦醒汤，以求巩固。

洪某，男，48 岁，沈阳市东陵区英达公社社员。

1973 年 8 月 27 日来诊。主诉：因怒气发生烦躁，语无伦次，哭笑无常，喜默坐，不好动，畏生人。

诊见：精神发呆，意识不明，脉沉迟。属阴证癫疾。

取穴：百会、印堂、人中、内关、太冲，内服癫狂梦醒汤。

复诊：精神愉快，色脉皆和。共针 3 次而愈。

按：治疗癫狂，针药并用，效果比较满意。用药时，方中桃仁不可少用，且量在 40 克左右，少则无效。癫狂病人愈后自述：在病正发作时，心里像火烧一样的热，系因瘀血的缘故。

躁动打闹的病人，使人强按在床上，医生要严肃，针刺百会、印堂、人中、承浆。针后不必人再按，病人自然安静。

针刺鸠尾有效，病人意识清楚时，仰卧两臂上举，使膈肌升提，在胸骨剑突下 1.0 寸取穴，有的针灸书主张针尖宜偏右，以防伤及心脏或血管；有的针灸书主张针尖宜偏左，以防伤及肝圆韧带。我们说不能偏左、偏右，宜直刺正中，刺入 1.5 寸，不可过深。一般以巨阙代之，既保安全，效果又相同。

 # 八、厥　证

厥证指多种原因和多种疾病引起的突然昏倒，不省人事，面色苍白，四肢厥冷。包括现代医学的晕厥、低血糖、癔病、脑血管痉挛和心脏疾患等。本病发作快，不易马上作出诊断。针灸来

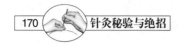

得快，且无副作用，作为对症的抢救治疗是比较适宜的。厥证取穴见图 2 – 2 – 11。

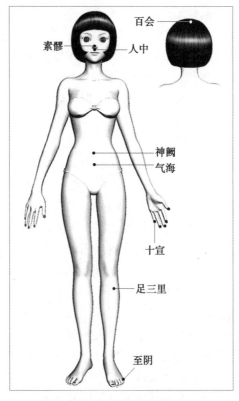

图 2 – 2 – 11　厥证取穴

取穴：百会、人中、素髎、至阴平补平泻；三棱针点刺十宣；补足三里。

阳虚欲脱者，可立即灸气海、神阙、百会，神阙可用隔盐灸。

 九、惊　厥

惊厥是由中枢神经系统功能暂时紊乱而发生短暂的意识丧

失，伴有局部或全身肌肉痉挛的征候。可分为发热惊厥和无热惊厥。高热病或中枢神经系统感染多见发热惊厥。无热惊厥多为非高热病和非感染性疾病。

针灸有较好的镇痉作用，但对惊止仍处于昏迷，并伴有剧烈头痛、项强、呕吐等脑膜刺激症状者，应考虑中枢神经系统感染，需采用必要的对症治疗。惊厥取穴见图2－2－12。

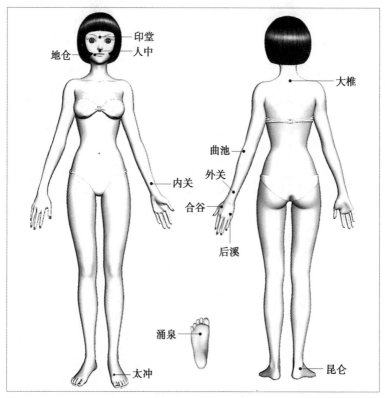

图2－2－12 惊厥取穴

主穴：合谷透后溪，太冲透涌泉，印堂、内关透外关。

配穴：发热加大椎、曲池；三棱针点刺（出血）十宣。无热可加十二井穴点刺、人中、昆仑。若痉不止，针地仓，脐周各旁开 1.0 寸处有效。

 十、感　冒

感冒是由病毒或细菌引起的上呼吸道炎症。针灸有效，取穴见图 2 – 2 – 13。

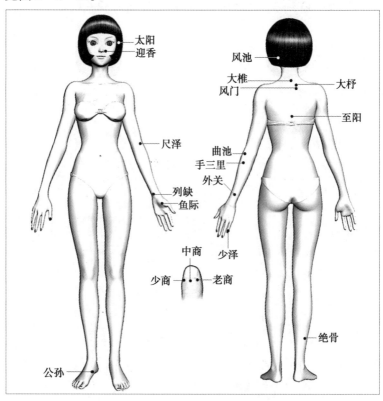

图 2 – 2 – 13　感冒取穴

偏风寒者：针风池；艾条灸风门、列缺。

偏风热者：泻大椎、曲池、外关；鱼际。

流感：三棱针点刺（出血）少商、中商、老商；补绝骨、

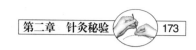

大杼；泻尺泽。

配穴：头痛加太阳。鼻塞：迎香。咳嗽加尺泽。恶心加公孙。寒热不退加至阳。骨节酸痛加手三里，三棱针点刺绝骨。咽喉痛加少泽、少商。恶寒发热加三棱针点刺大椎，加拔火罐。

针刺身柱，行补法，得气留针 20 分钟。此法可防治感冒。

 # 十一、肝炎后期

急性或慢性肝炎，当肝功能基本恢复正常时，个别病人仍存在肝区痛、腹胀、乏力、食欲不振、肝脾大等。经药物治疗不见显效者，可考虑针灸治疗。

治宜活血养肝，健脾滋肾，取穴见图 2 - 2 - 14。

主穴：曲池、血海、太冲、曲泉、中脘、足三里、公孙、太溪、三阴交。

配穴：

肝区痛：针内踝上 2.0 寸处，配支沟有效。

腹胀：中脘、天枢、阴陵泉、脾俞。

乏力：足三里、大椎、肾俞。

食欲不振：建里、公孙、承山。

肝脾肿大：天枢、中脘、足三里，灸痞根、章门。

 # 十二、喘　息

新病发喘多见实证，久病发喘多见虚证。呼气困难多病在肺，吸气困难多病在肾。有痰者，多病在脾肺。由此，治疗喘疾，调理肺、肾、脾即可。针刺虽有即刻缓解之效，但疗效不巩固。唯灸疗效可靠，取穴见图 2 - 2 - 15。

灸穴：中府、肺俞、关元、肾俞、中脘、脾俞。

配穴：喘急发作，不能平卧者，速针刺内关、人迎，待喘缓解后，再行灸疗。

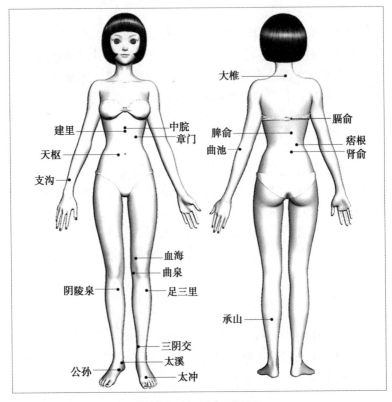

图2－2－14　肝炎后期取穴

痰壅盛而急喘者：针丰隆、天突、膻中。

挟风寒者：针大杼、风门。

气从脐下起，直冲而上者，多为阴虚，宜针。取穴：照海、太渊、公孙、曲泉。

年久难愈的喘症：不愿接受灸疗时，可取膻中、曲泽、鱼际，均可点刺出血。并于肺俞、膈俞用散针刺，再拔火罐。常可收止喘之效。

冷哮虚喘者：宜灸膏肓、气海、太溪。亦可施五炷灸：中脘、巨阙、下脘、梁门。

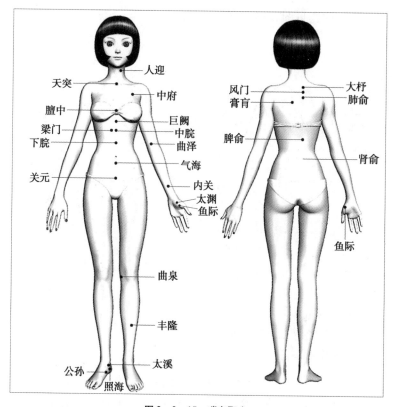

天突　人迎　中府　膻中　巨阙　梁门　中脘　下脘　曲泽　气海　关元　内关　太渊　鱼际　曲泉　丰隆　公孙　太溪　照海

风门　膏肓　大杼　肺俞　脾俞　肾俞　鱼际

图 2 - 2 - 15　喘息取穴

十三、胃脘痛

胃脘痛常是由胃的不同疾病引起的上腹部疼痛。其他疾病也可引起，如胰腺炎、胆道系疾病、早期阑尾炎、心肺疾患等，因此需仔细鉴别。

（一）治　法

胃脘痛大致可分为：气滞、血瘀、食滞、虚寒、阴虚、虫扰

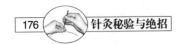

等类型。取穴见图 2-2-16。

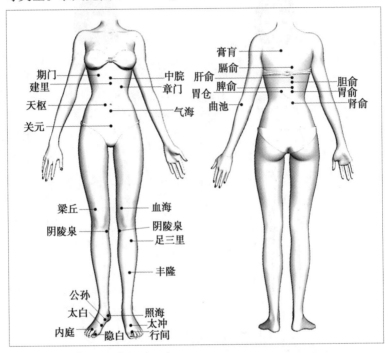

图 2-2-16 胃脘痛取穴

气滞：胀痛攻胁，按之较缓，此属肝胃不和，宜疏肝理气，和胃定痛。

取穴：行间、期门、中脘、足三里。

血瘀：刺痛不移，食后则甚，宜活血化瘀，瘀去痛止。

取穴：血海、膈俞、曲池、天枢；三棱针点刺丰隆。

食滞：突然痛作，拒按，厌食，嗳腐吞酸。治宜和胃调中、化食导滞。

取穴：足三里、内庭、建里、章门、公孙。

虚寒：隐隐作痛，得温则缓，喜按。证属脾胃虚寒，治宜温中散寒，健脾益胃。

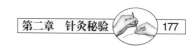

取穴：艾灸中脘、胃俞、脾俞；补足三里、公孙。

阴虚：灼热嘈杂纳少，空腹较甚，手足烦热。治宜养阴，清降虚热。

取穴：照海、内庭、中脘、足三里、丰隆、梁丘。

临证时，可根据病情灵活选配下穴：

胃酸过多：灸膏肓。

消化性溃疡：膈俞、胃仓，宜灸或置皮内针3～5日。

空腹胀甚：气海、天枢。

食后痛甚：针足三里、阴陵泉。

大便潜血：脾俞、隐白均灸。

郁怒而发：针太冲、太白。

寒湿而发：灸肾俞、关元、脾俞。

临证点滴：临床治疗中，遇有疼痛剧烈者，且不合作，不便在腹部刺灸时，可于背部刺肝俞、胆俞、脾俞、胃俞等，常获得较好的效果。

另外，在天宗穴周围寻找压痛点，先按摩后针刺，可缓解疼痛。

经针刺俞穴不见效时，可在背部选取与胃痛点对应处，刺之，有明显止痛效果。

当腹满闷痛时，可取左右通关和公孙有效。

当刺痛攻及两胁，针治一般穴不见效时，可刺膈俞透向肝俞（沿皮），并可在肝俞施灸，此法甚效。

对血瘀与虚寒型的疼痛，针刺俞穴不见显效时，可在脊椎7～14两旁寻找压痛点，于足三阴经小腿部寻找压痛点，对其压痛点均用泻法刺之，常获独特疗效。

十二指肠溃疡的压痛点，一般呈现在第六胸椎旁开0.5寸处，髂前上棘上1厘米凹陷处。胃溃疡在第十二胸椎旁开3.5寸处。此三点，可作为诊断点，又可作为治疗点，置皮内针或灸均可。

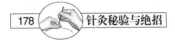

慢性胃炎、胃与十二指肠溃疡疼痛反复发作者，可于脾俞、胃俞、肝俞置皮内针。

（二）病　例

阎某，男，45岁，辽建一公司工人。

1970年3月5日来诊。胃脘痛已历3年，疼痛为阵发性，连及腰背，纳少。每遇寒凉、饮食凉硬、情绪波动即发病。经X线拍片，诊断为胃溃疡。近日便有潜血。脉沉细、苔薄腻。

知热感度测定：脾经左140/右186，肺经2/7，三焦经12/5，余经略正常。此属脾胃虚寒，运化失常，胃络损伤。治宜健脾和胃。

取穴：脾俞、胃俞均置皮内针，公孙、丰隆；艾灸膏肓。

经7次诊治，诸症均减，疼痛消失，食欲渐增。后因故停治。

3个月后见之，自诉胃已不感所苦，饮食正常。观察3年余未见复发。

按：本例病见脾胃虚寒，病久则脾虚气衰，则血失统摄，故便血。宜重在理脾调胃。脾之络公孙与胃之络丰隆，对脾胃虚寒很有效。此两穴可升清降浊，消瘀止痛。膏肓可抑制胃酸过多，又可止痛。脾俞与胃俞可健脾和胃，扶阳祛寒。故上方系治疗脾胃虚寒的一张良方。

 ## 十四、腹　痛

腹痛取穴见图2-2-17。

1. 按病位取穴

中腹痛多属太阴，取脾经穴位：公孙、地机等。

脐周病多属少阴，取肾经穴位：水泉、阴谷、命门等。

小腹痛多属厥阴，取肝经穴位：中都、行间等。

2. 按病因取穴

因寒作痛：足三里（温针），灸肾俞、中脘。

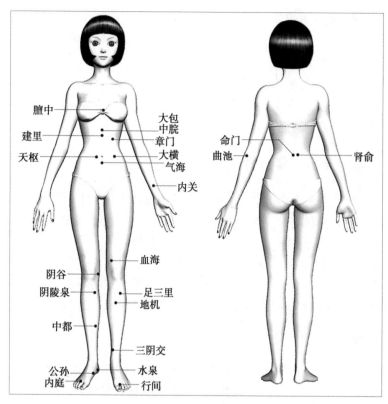

图 2-2-17 腹痛取穴

因食停作痛：建里、阴陵泉、内庭。

因郁怒作痛：行间、内关、膻中。

因虫积作痛：大横、血海、中脘。

3. 按病痛性质取穴

实、热宜针，虚、寒宜灸。

胀痛：天枢、阴陵泉。

刺痛：血海、曲池。

窜痛：气海、三阴交。

隐痛：公孙、章门、大包。

4．临证点滴

（1）左腹痛时，先针中脘；右腹痛时，先针气海。有时仅此一针而痛止。

（2）急性肠炎的腹痛，取三棱针点刺尺泽，有效。

（3）脐中四边穴，位于脐上下左右各 1.0 寸处，刺与灸均可，适于各种腹痛。

 十五、癔 病

癔病多由内伤七情，致心神失常。临床常见的类型与症状比较复杂。见精神症状者，多属"脏躁证"；见癔性失语、瘫痪、感觉缺失等，多属"百合病"；见精神抑郁、呆痴者，又属"郁证"。因此，治疗癔病时一定要仔细审证求因。不可草率地只针几个癔病的效穴，或选几个针感较强的穴位，进行暗示。此法仅对个别的癔病性失语有效。癔病取穴见图 2 - 2 - 18、图 2 - 2 - 19。

（一）治 法

属"脏躁证"者，宜取五脏的原穴及心俞、肝俞、身柱。

属"厥证"者，宜取肝经、肾经与督脉的经穴。

属"郁证"者，宜取足三阴经的原穴和络穴调治。

随证配穴：

哭笑无常：针刺风岩，刺 1.5 ~ 2.0 寸。

胸闷心烦：曲泽、膻中。

失语：通里、照海。

多语妄言：身柱、滑肉门。

痰多：中脘、丰隆。

梅核气者：内关、天突。

瘫痪：痞根、新设。

喜怒悲泣无常者：郄门上 1.0 寸处针之很有效。

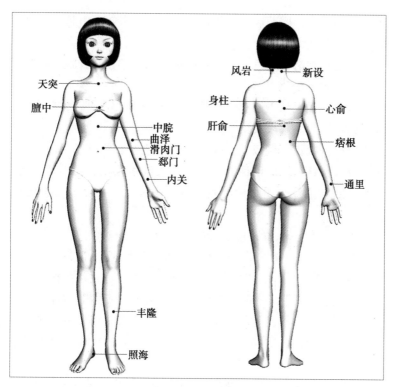

图 2 – 2 – 18 癔病取穴 1

由情志不遂所得，要兼做好思想工作。

（二）病 例

张某，男，44 岁，沈阳某钟表公司职工。

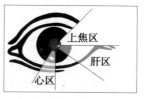

图 2 – 2 – 19 癔病取穴 2

1976 年 12 月 2 日来诊。主诉：3 年前因其爱人撞伤头部，进行手术，致使他精神受刺激而失常，心中常抑郁不快。工作劳累，精神一直未得恢复。半月前受感冒，发烧后，突然不会说话。某医院诊断为癔病失语症。并有胸背疼痛，腹胀不思食物，

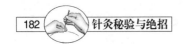

大便形如泡沫，服药后便燥。曾经针灸3次未效。由其同志陪护来求治，并代诉病情。

诊见：神清，面色赤，呼吸困难，脉来细数。看眼：心、肝二经区有明显变化。

辨证：忧思伤于心脾，抑郁有损于肝脾，心主言，肝主语，脾虚则不思食。解决失语，治心肝二经为主。

治疗：眼针：刺双上焦区，双心、肝区（图2－2－19）。

效果：针后即会说话。因外出与人口角几句，又不能说话。当时又回来治疗，用眼针独刺肝经区。针后言语恢复，谈笑风生。

王某，女，34岁，辽宁省锦西石油五厂职工。

1973年4月3日来诊。1965年发病，哭笑不定，时好时犯。近1周比较频繁，每日发作数次，精神恍惚，哭笑，手足乱舞，击墙拍胸，叹息，多言，时而神志渐清，便干。脉沉弦兼滑，苔淡白。

证属情怀怫郁，肝脾气血失和，痰浊遏阻。宜开窍解郁。

取穴：间使、太冲、右风岩、丰隆。针后顿觉心情爽快，对话正确。

二诊（4月5日）：针后当晚得安睡，仅有一过性心里难受，但可抑制。次日仅有一次哭笑。原方针之。

经5次针治，痊愈，观察两个月，未见复发。

按：此例属"脏躁"范围。多由气机不利，情志内伤，气血不和，脏阴失养所致。取太冲疏肝解郁、间使活血定志，丰隆开窍豁痰。配合风岩除躁安神。可谓标本兼治之法。

 ## 十六、高血压

针灸作为降低血压的治疗，在临床上是常用的，疗效较好。对原发性高血压有主治作用，对继发性高血压有辅助降压和改善症状的作用。对高血压危象者，有一定的降压或缓解症状的作用。在降压药物缺乏或疗效不满意的情况下，采用针刺降低血压显得更为优越。

针刺不仅有迅速降压作用，而且有调整机体的平衡，使血液循环通畅而得到治疗。因此在采用针刺降压时，一方面要采用有效的降压方法，另一方面要施行根本的治疗，才能巩固疗效。高血压取穴见图 2－2－20，选穴注意点：

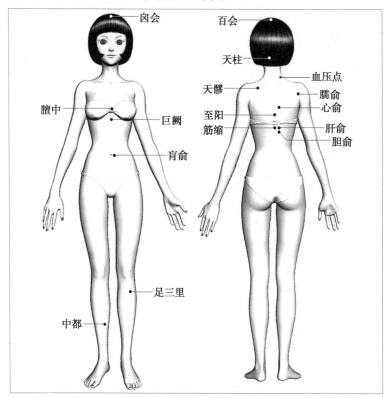

囟会
膻中
巨阙
肓俞
足三里
中都

百会
天柱
天髎
至阳
筋缩
血压点
膈俞
心俞
肝俞
胆俞

图 2－2－20　高血压取穴

（1）重视足三阴经：高血压病与足三阴经关系极为密切，临证用穴时，多取这些经的俞、募、原、郄等穴，来调整经络失调的变化。此乃治本的方法。

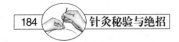

（2）压痛点探寻：治疗中，要十分重视压痛点的诊察。这些压痛点往往是治疗的要穴。表现最明显的是：

头部和项部：百会、囟会、血压点、天柱。

肩、背部：天髎、臑俞（高血压者，此处均有反应）、心俞、至阳。

失眠者：肝俞、筋缩有反应。

眩晕者：胆俞有压痛。

下肢：中都、足三里。

胸、腹部：膻中、巨阙、肓俞。

以上诸穴，有反应者，均可列为治疗穴。

（一）治　法

1. 人迎洞刺

又名窦刺，其穴在颈外动脉窦。

操作方法：让患者仰卧，头部低位。先用手掐脖子，如患者感到头晕时，则不宜用此法。针刺时，左手摸到人迎处动脉，用手指固定，右手持 1.5 寸针刺在动脉壁上，不可过深，易导致起小包。针后见针柄颤动为恰好。不用手法，10 秒起针，留针最长时间不超过 2 分钟。

适应证：原发性高血压、支气管喘息、胆石痛、胃痉挛、头痛、眩晕。

2. 膈俞皮内针

操作方法：找准穴位，埋藏 1 号皮内针 1 支，双侧埋针。可留至 7 天。

适应证：胖人，对针畏惧者，此法简单易行。但找穴要准确，按皮内针常规操作。

3. 耳后降压沟

操作方法：在对耳轮后面上 1/3 有静脉可见，以三棱针点刺，出血如豆许。

适应证：降压。亦可抢救由高血压而发生的危险变化。

以上三法均在针后 10 秒降压。

4．太渊脉刺

操作方法：找准穴位，用 2 寸针刺在桡动脉寸口部位。不用手法，见针柄颤动为度，不动可微提调整。刺在桡动脉壁上，不可过深。留针 5～10 分钟。

5．眼针降压

刺心、肝二区。

6．鼻针降压

针降压上点印堂，降压下点素髎，用 5 分针以 45°角斜刺。

以上三法，均在针后 5 分钟降压。

7．太冲泻法

找准穴位，针刺得气后，可用提插泻法。适用于肝阳上亢，眩晕较重之高血压症。

8．合谷透后溪

手掌侧置，用 3 寸针，由合谷刺入，针尖向后溪的方向而进，达到得气。适用于小便赤黄、大便秘结，口燥舌干，食欲不振，大、小肠有瘀热者。得气后用捻转泻法，透天凉尤佳。

9．三里降压

体质素弱，有胃肠病而患高血压者，刺足三里穴，宜用补法。

10．石门降压

任脉偏盛，胸腹胀满，妇人经闭，赤白带下者适用针刺石门以降压。

以上十法对原发性高血压效果较好，对继发性高血压需先除去病因，血压仍不降者可用之。

结合症状，选用配穴，有助于降压。

眩晕：侠溪、上廉。

失眠：行间、神门、肝俞。

头痛：太冲透涌泉、肓俞。

肾虚阴亏：太溪、肾俞。

阳虚：灸气海、关元、命门。

高血压危象：速于耳后降压沟放血，重泻合谷、曲池、太冲。不降时，采用人迎洞刺。取穴见图2-2-21。

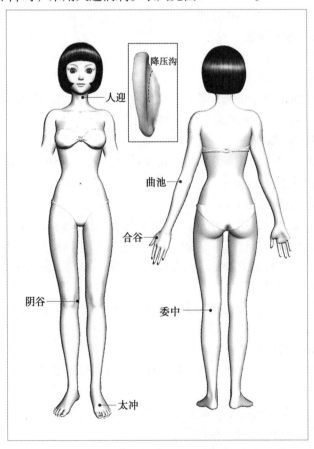

图2-2-21　高血压危象、肾病型高血压取穴

肾病型高血压：可于涌泉穴前后各0.5寸处针之。再刺阴谷、委中上2.5寸处。取穴见图2-2-21。

（二）病 例

吴某，男，38 岁，沈阳中捷友谊厂工人。

1972 年 12 月 26 日来诊。主诉：高血压两年余，服用中西药物不效。

诊见：神疲面黄形瘦、食少，消化不佳，脉来沉而无力，右关更明显。属于胃虚型高血压。血压：150/108 毫米汞柱。

采用人迎洞刺后，则为 140/90 毫米汞柱。治疗 11 次，血压为 128/90 毫米汞柱，一切症状消失。

一年后，陪其母来治病，问其血压，一直正常。1981 年又来医院，询其血压，未再复发。

耿某，女，50 岁，沈阳市铁西区齐贤街 6 段 2 里 2 号。

1974 年 12 月 2 日来诊。主诉：患高血压 8 个月，头部发涨，目干，睡卧不宁。服过许多降压药物，也用过针灸，吃过中药，均不见效。

诊见：神清，体胖，面色赤，舌红无苔，脉弦象。血压：180/120 毫米汞柱。

治疗：采用膈俞皮内针。埋藏后血压 175/115 毫米汞柱，2 次治疗后则为 170/115 毫米汞柱。

治疗 4 次后，患者自述：头清眼亮，一切症状均已消除，色脉皆和。血压 135/90 毫米汞柱，已经痊愈。

郑某，男，50 岁，沈阳市建设局职工。

1976 年 10 月 18 日来诊。主诉：患高血压 5 年，经常头晕目眩，眼干。左眼角膜白斑，右眼则为义眼。

诊见：神清，面赤，舌红少苔，脉弦，左关明显。血压 170/100 毫米汞柱。

治疗：采用太渊脉刺，针体微颤，起针后量血压为 156/90 毫米汞柱。

复诊时血压为 160/100 毫米汞柱。眼针降压有效，不知对义

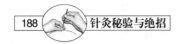

眼患者能否起作用。试针其双肝区，留针 10 分钟，血压 150/98 毫米汞柱。

三诊：主诉症状减轻，头目清明，精神轻爽。血压为120/80 毫米汞柱。仍刺双肝区，术后血压无改变。经验证明，凡血压在正常范围内时，针刺后亦不再降。

四诊时血压 150/90 毫米汞柱，按年龄计算，仍在正常范围，故无何症状。试再作眼针，针后血压为 130/90 毫米汞柱。

眼针疗法，对义眼也一样有效。因为经脉以眼为集散之地，必通过眼眶。眼球虽无，而其经脉分布尚无改变，故针刺亦有效。

张某，女，48 岁，辽宁省锦西县东风街。

1970 年 5 月 10 日来诊。素体虚胖，体重 79 千克。多疾缠身，曾患慢性肾炎、结核性腹膜炎、神经衰弱、月经不调、慢性胃炎。近年又患高血压病，为眩晕所苦，服药无效，前来针治。

检查：脉弦、苔白腻，舌质略红，浮肿，血压 190/108 毫米汞柱。先拟降压治疗。

取穴：足三里、曲池、太冲、百会。

经针 5 次，血压不见明显下降，眩晕不减。随感此症难治。予以经络测定：所见五脏各经、胆经、三焦经均呈明显失调。其中失调最显著者为脾经，决定以调理脾经为主要目标。

取穴：于脾经实侧之隐白、商丘点刺出血，15 分钟后，患者自感头清眼亮，经测血压为 160/98 毫米汞柱，又依次调整有改变的其他各经。

经 7 次调整经络治疗，血压恢复为 150/96 毫米汞柱，眩晕基本消失。

后又以此法调治其他疾病，经过 3 个月的治疗，诸症明显好转。停治。

观察 3 年，高血压未见复发，仅慢性胃炎与肾炎未得全治。

十七、低血压

针灸对低血压、休克（中毒性），作为回升血压的治疗，是有效的。

（一）治 法

针穴：素髎、涌泉、百会、内关、寸平（阳池上 1.0 寸处）、足三里、十二井穴点刺。取穴见图 2 - 2 - 22。

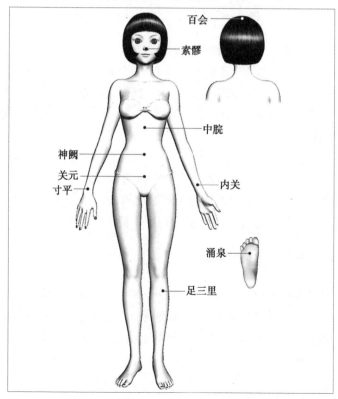

图 2 - 2 - 22 低血压取穴

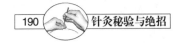
灸穴：关元、中脘、百会。

可先用针法，均补，留针 40 分钟左右，每 10 分钟作一次手法。并观察血压回升的情况。若见有上升的趋势，过两小时再行针刺。若不见上升，可改用灸法或热盐外敷法（将食盐炒热装入布袋内，置敷在神阙、关元部位，凉则更换）。阳衰虚脱者，常见血压很快回升。若结合中药（参附汤与生脉散）治疗，效果更佳。

此法对过敏性休克不宜用。

（二）病　例

佟某，女，16 岁，锦西水泥厂住宅。

1972 年 11 月 17 日来诊。该患消化道出血，因失血过多，致失血性休克。经输血等急救，休克略好。后见高热，血压明显下降，无尿。抗休克治疗进行 24 小时之久，不见好转。当即配用针刺提升血压。

取穴：素髎、涌泉、百会、内关。耳针：肾区、内分泌区。

针后 30 分钟，血压回升为 86/50 毫米汞柱，两小时后排尿 180 毫升。后又配用参附汤与生脉散加减。

次日清晨，感觉良好，病人血压平稳，继治 7 日痊愈出院。

 ## 十八、心律失常

针灸对心动过速、心动过缓及心律不齐均有治疗意义。

心律失常从脉证来看，多属虚证。心动过速者，其脉数而无力，多见阴虚；心动过缓者，脉缓而无力，多见阳虚；脉结代者，多为脏气衰或气结。

（一）治　法

心律失常取穴见图 2 - 2 - 23。

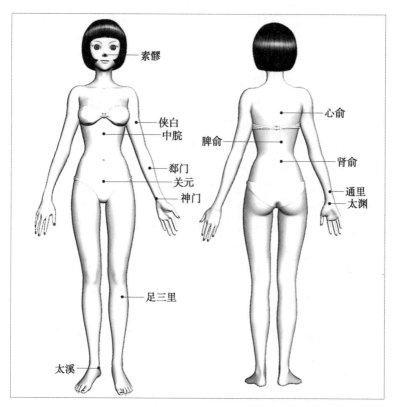

图 2-2-23　心律失常取穴

心律不齐,脉结代者:灸关元、足三里、中脘有效,用艾条或艾炷灸均可,需多灸,少则无效。

心动过速:针刺心俞、郄门、神门、太溪、侠白。

心动过缓:灸脾俞、肾俞;刺太渊、通里、素髎。

(二) 病　例

宁某,男,48 岁,沈阳某机械公司技术员。

心跳间歇,自觉怔忡不安,周身疲倦,不能工作。病已很久,经治不效。

1980 年 5 月 20 日来诊。主诉：心脏常觉难受，出现间歇脉时，自己有感觉。

诊见：脉象：50 次/分，脉结代，每分钟停十余次，停时，病人感到非常难受。看眼心区血管弯曲，颜色鲜红。

治疗：在双心区刺入眼针两支，再诊脉则 60 次/分，每分钟间歇 3 次。自觉症状，显著减轻。

每隔四五天来诊一次，治法相同。1 个月后，看眼心区血管变细色淡，脉无结代现象，一切正常。

半月后因运动过度，发生反复，脉结代，每分钟间歇两次。又按前法治愈。嘱其劳逸适度，可以适当运动，但不可过累，睡眠更宜充足。迄今未来。电话随访，已愈。

王某，男，42 岁，锦西县委干部。

1973 年 1 月 14 日来诊。1972 年元月，劳动后自感一过性心跳，未曾介意。后见频作，经医院诊为风湿性心脏病。心电图所见：P－R 间期为 0.24 秒。

检查：体质强壮，面略赤。脉弦，苔微黄腻。饮食略少，二便正常。

经络电测定：心经 5/10；膀胱经 0/15，余经基本正常。

针穴：心俞、寸平、阴郄。

针后 15 分钟，测定结果：心经 15/20；膀胱经 30/0。

二诊（1 月 15 日）：症状无明显改变。

经络电测定：心经 20/30；膀胱经 35/2，应重点调整膀胱经。

取穴：膀胱俞（右）埋皮内针，针京骨（右）。

针后 15 分钟测定：膀胱经 50/40。

三诊（1 月 17 日）：

经络电测定：心经 15/30；膀胱经 40/50；肝经 40/0。此次肝经出现失调。患者惊奇地说："近日肝区作痛，测定很准确。"

取穴：太冲、神门、阳池、阴郄。

六诊（1月22日）：自诉：经几次针后，胸闷、胀痛减轻，心跳渐缓，经两次针后肝区不痛了。

经络电测定：心经15/30，余经正常。

十诊（2月10日）：经1个月的针治，症状明显好转。作心电图检查，R－R间期为0.22秒。

后又经1个月的治疗，经络基本处于平衡，心电图检查：P－R间期为0.20秒。诸症均安。

在治疗期间，未服任何药物。可认为针治之作用。

按：本例多由风湿侵淫，引起心阳不足，挟有肝郁与膀胱气化功能失常，更令心阳不振，表现为心悸。经调整经络的失调，诸证见安，且心电图证实心功能渐恢复。可见以针刺来调节经络平衡的方法，治疗风湿性心脏病有一定的效果。

十九、眩　晕

眩晕是一种症状，多见高血压、内耳病、动脉硬化、神经官能症及脑部疾患等。本病多因肝阳偏亢，肝肾阴亏，气血不足，痰湿中阻而成。

（一）治　法

《内经》："诸风掉眩，皆属于肝。"可取肝经的原穴、合穴。新病配郄穴，久病配募穴。或采取表里原络配穴法，用肝经的原穴，配以胆经的络穴。如兼耳鸣者，可取胆经的原穴，配以肝经的络穴。肝虚者目视眺眺，可针肝俞，用补法。

（二）病　例

郭某，女，40岁，沈阳五三工厂工人。

1974年7月15日来诊。5天前呕吐眩晕，不敢睁眼，抽搐两次，4天来未进饮食。面黄形瘦，舌苔黄厚，脉来细数。证属

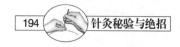

肝胃虚热，取穴见图2－2－24。

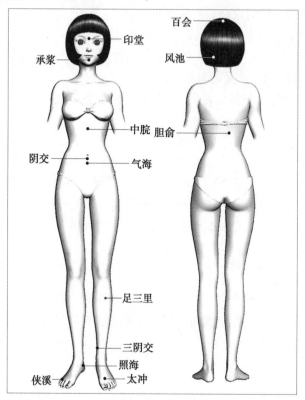

图2－2－24　眩晕取穴

取穴：印堂、太冲、中脘，用补法。

7月16日来诊。主诉：回家症状减轻，吃了两个鸡蛋。今晨能进早餐，一切症状均消，只是虚弱疲乏。用前穴加足三里而愈。

许某，女，30岁，锦西县银行职工。

1967年5月10日来诊。眩晕3年，经多方治疗效果不佳。3年来一直不能独立行走，动则晕甚，需人扶持。因畏针拒绝针治。后头痛甚，勉强接受针治，此一试见些效果，便主动来针治。

检查：面色淡白，神倦，脉沉细，舌质淡，苔薄白。

知热感度测定：胆经 200 以上/50；肝经左 30/右 20；肾经 50/17，余经正常。

触诊：三阴交、胆俞、风池有明显压痛。

此证为肝胆虚火上炎，肾阴不足所致。治以滋肾为主，佐以平肝潜阳。

取穴：风池、侠溪、太冲、照海、阴交、三阴交、承浆。在左胆俞置皮内针。

每针治 3 次，作一次经络测定。

经 10 次的调治，已能独立行动，眩晕好转，饮食、睡眠转佳。

十四诊（6 月 5 日）：经络检查，诸经接近平衡，唯独肾经相差 2 倍，即肾经 56/24，又继续调肾。

取穴：在左肾俞置皮内针，照海、百会、气海。连针十余次，则经络接近平衡，诸证渐消，基本痊愈。

观察至今，已 13 年之久，一直未见复发。

按：此例眩晕，属肾阴不足，而致肝阳上亢。久病体弱，亦见气血不足。因此，既要滋肾平肝，又要补气和血。兼理脾胃，而消痰化湿。遵"无火不作晕，无痰不作眩"之说，治疗眩晕以滋阴降火、健脾运化痰湿为治本。慢慢调理而眩晕得愈。

 # 二十、泄 泻

泄泻有急慢性之分。急者偏寒可留针，宜灸；偏热者宜针，多用泻法。慢者多虚，宜调理脾胃与温补肾阳，宜补多灸。取穴见图 2-2-25。

天枢与上巨虚治疗急性泄泻颇有效。

配穴：发热者加曲池、内庭（均用泻法）。虚脱者：在神

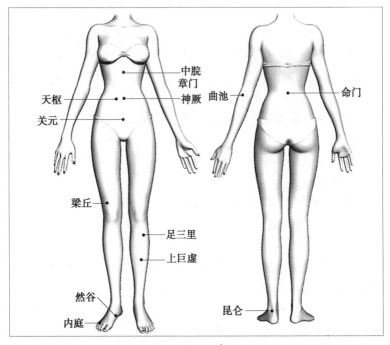

图 2 - 2 - 25　泄泻取穴

阙、关元可施隔盐灸。

　　慢性泄泻较为难治，注重调整脾、肾。脾虚者，灸章门、梁丘，针中脘、足三里。肾虚者，灸昆仑、命门，针然谷。

二十一、呃　逆

　　呃逆多属肝气不舒、胃中食滞或脾胃虚寒，致气机升降失调所引起。取穴见图 2 - 2 - 26。

（一）治　法

　　一般针内关、膈俞、天突、中脘等穴即可。亦有不效者，当仔细辨证治之。

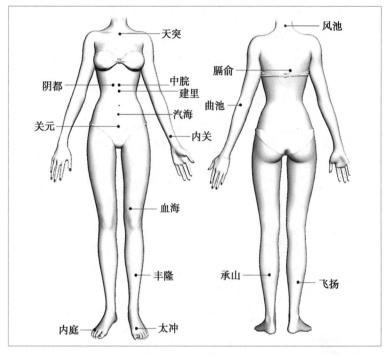

图 2 - 2 - 26　呃逆取穴

呃逆声短者，多半病在中焦，宜顺胃气；声长者，病久，多半病在下焦。针上方不效时，可取承山穴外腓肠肌边缘的压痛点，再取中指一、二指节间内侧（桡侧）屈指横纹头处，沿皮强刺激。配中脘可调中焦。若病在下焦，可取阴都、关元针之，并灸期门。

因外伤有血瘀者，针曲池、血海、膈俞、气海有效。

因食滞或痰阻者：针建里、丰隆、内庭。

（二）病　例

吕某，男，24 岁，北京市工人。于某医院内科住院。

精神失常 7 年之久，时好时犯。平素沉郁、不寐、易怒易惊。近 3 年来呃逆频发。此次发作后，数月不愈，每分钟嗝声数次，实感痛苦。1973 年 3 月 15 日邀我院会诊。

检查：体胖，沉郁寡言，不愿接受治疗。脉弦数，苔黄腻。症属肝气郁结、阴虚火旺。

取穴：太冲、飞扬、内关、膈俞。

二诊（3 月 18 日）：针后效果不明显。

经络电测定：肝经 120/150，心包经 90/130；八俞经 0/30；膈俞经 30/10。

取穴：内关、丰隆（外斜上 0.5 寸处），中指内侧边，飞扬。

针后 15 分钟，呃逆顿止。

三诊（3 月 22 日）：针后一直未发作。又继治 7 次，痊愈。

又继续调治他疾，经治 20 多次，诸症消失，痊愈出院返京。半年后访其家长，诉说一直健康。

按：本病多由情志不舒，肝逆犯胃，气失和降所致。本例兼见痰郁交阻，不豁痰开郁，难以除病。先调其失调经络，随即豁痰，再理气机，升降正常，而呃逆自止。

 # 二十二、神经衰弱

神经衰弱是多种因素导致大脑皮层内抑制过程的减弱，与中医学的郁证、心悸、失眠、怔忡等证相似。本病虽为针灸适应证，但治疗起来是不容易的。

祖国医学认为神经衰弱属于神志病，归于心脾二经，称为心脾虚。以五行学说来解释，心病不愈，心属火，火克金，可以传到肺，出现呼吸困难，气短、悲观等现象。肺病不愈，肺属金，金克木，可以传到肝，而发生善怒、胁痛、忧郁等症。肝病不愈，肝属木，木克土，可以传到脾，从而产生消化不良，周身疲倦等症状。脾病不愈，脾属土，土克水，可以传到肾，产生遗精、阳痿等症状。肾病不愈，肾属水，水克火，又传到心经，成为恶性循环，越来越重。

另一种类型是脾虚，脾胃相表里，神经衰弱的原因，有一大部分是由于胃肠病而引起的，消化不良，腹胀膨闷，就是引起失眠的一个原因。检查的方法，用手握拳，按中脘穴，有反射抵抗的是正常，没有反射抵抗像按在蒸饼上一样，并有振水声响，就是胃肠病，即脾病。脾病不愈，脾属土，土克水，可直接传到肾而产生遗精、阳痿等症。由肾再传到心，也成为恶性循环。

在临床中，应用触诊来检查经络、经穴的变化，进行辨证施治，往往可提高疗效。方法如下：

易怒失眠者，在肝经上多见反应点，如蠡沟至中都一带，阴包至五里一带有压痛点或硬结等。此外在肝俞周围有压痛点或肿起。

心悸者在心经上多见反应点，如通里至少海一带，可见敏感点。心烦、心跳者，阴郄有压痛。此外厥阴俞、心俞周围有过敏点。

神疲健忘嗜睡者，在脾经上多见反应点。如三阴交至地机一带，血海周围，脾俞等呈现压痛点。

动则易衰，精力不佳者在肾经上多见反应点，如筑宾至阴谷一带，肾俞和京门附近，呈现过敏点。

以上诸反应点，均可为诊断点和治疗点，按病症的虚实予以补泻，常常获得显著疗效。待症状消失或病愈后，这些反应点大部亦随之消失。

（一）治 法

治疗的方法：辨证施治，循经取穴，以治失眠为主。查其原因，辨其症状，属于哪一经，就取哪一经的原穴，新病配郄穴，久病配募穴，不使其传变，可以很快治愈。

心脾虚有两种类型，一为失眠，一为嗜睡。

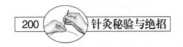

（二）病　例

失眠、嗜睡取穴见图 2 - 2 - 27。

赵某，女，26 岁，辽宁省盘锦羊圈子苇场工人。

1973 年 6 月 11 日来诊。主诉：失眠，头痛，手足麻木，纳呆，每夜只睡两小时，精神疲倦，神情恍惚，健忘，烦躁。

诊见：面黄形瘦，脉来沉细，左寸尤甚。属于心阳虚，循经取穴，配以督脉补阳之穴。

取穴：大椎、陶道、神堂。针 4 次睡眠如常。

孙某，女，22 岁，沈阳市光学镜片厂工人。

1973 年 7 月 23 日来诊。主诉：由惊吓而发生抽搐，以后成天昏睡，疲乏不堪，日夜昏昏似睡，不经呼唤不醒，往往吃饭时手拿饭碗因昏睡而失落。

诊见：昏昏似睡，面色㿠白，呼吸细微，脉来沉缓，右关近于迟脉。问话能答，心里明白。证属脾阳虚，亦需振奋督脉，循经取穴。

针大椎、陶道、脾俞或意舍，针 5 次，昏睡逐渐消失，一切正常。

治疗失眠的有效取穴：采用三角形四面取穴法。

（1）大椎、陶道、心俞。

（2）大椎、陶道、神堂。

（3）大椎、陶道、膏肓。

治疗嗜睡的有效取穴：

（1）大椎、陶道、脾俞。

（2）大椎、陶道、意舍。

（3）大椎、陶道、胃仓。

如果在恶性循环期，发现哪一经的症状突出，即采取该经的

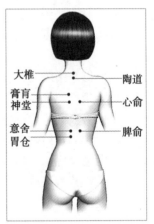

图 2 - 2 - 27　失眠、嗜睡取穴

背俞穴或相应脊穴，其效亦佳。

二十三、痹 证

痹证虽有风、寒、湿、热之分，但其主症均表现为痛。

因此，治疗均以疏通经脉，调和气血为主。风痹以针刺为主，湿、寒痹以灸为主，热痹以针刺出血为主。

（一）治 法

痹证治法及坐骨神经痛取穴见图 2－2－28。

（1）局部：以痛为俞，自感痛处与医者按压之痛处，均可为刺灸点。

（2）循经取穴：按痛处所属经络，经络失调者进行选穴。

（3）调和气血：膻中、气海、膈俞、血海。

（4）瘀络点刺出血：视其充血或瘀血的络脉点刺出血。对由经滞络、久病入络的痛痹颇为有效。

附：坐骨神经痛的治疗

坐骨神经痛是常见的比较顽固的神经痛。针灸有效，个别病例也有无效的。

此症多见胆经、膀胱经、肾经与肝经的变化，个别病例也有病在肺经与脾经者。

胆经为病：灸日月、跗阳，针环跳、阳陵泉、侠溪。在病侧或胆经虚侧的胆俞上置皮内针。

膀胱经为病：灸中极、昆仑，针飞扬、殷门。在虚侧的膀胱俞置皮内针。

肾经为病，灸京门、太溪，针阴谷、复溜。疗效不明显时，可多灸关元、肾俞。

肝经为病：灸期门，针中都。虚侧肝俞置皮内针。

肺经为病：灸肺俞，针尺泽、鱼际。

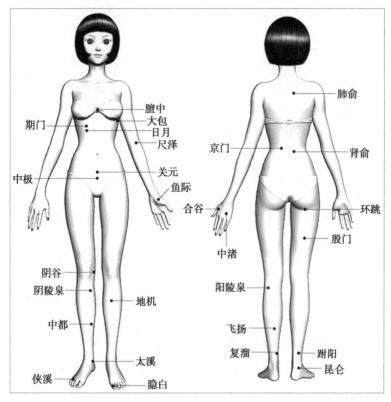

图 2 - 2 - 28　痹证取穴

脾经为病：地机、大包、隐白。

疼痛剧烈者，可针对侧的中渚透合谷，阳陵泉透阴陵泉（患侧）。

（二）病　例

痹证病例取穴见图 2 - 2 - 29。

苟某，男，24 岁，黑龙江省依安县德胜公社。

1967 年 12 月 1 日来诊。腰腿痛 2 年之久，后渐下肢痿躄，生活不能自理，先后赴几个大医院诊治，不见好转，此次从外地

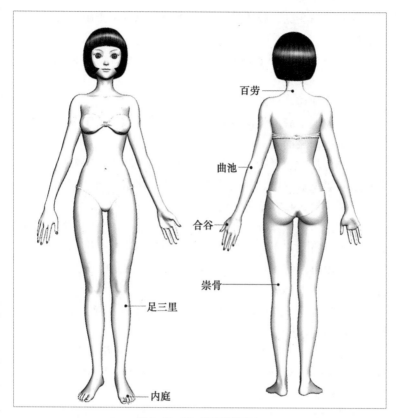

图2-2-29　痹证病例取穴

就医回依安，住于同一旅社，见之实为同情。其母守寡多年，为儿治病花费千余元，而不见效，焦虑异常。

检查：患肢未见萎缩、肌肉紧硬弛缓无力，纳呆，二便正常，不渴，脉沉缓，苔厚腻。

证属湿痹，湿邪阻遏脾、肾，经滞络瘀、筋脉失养而致痿。治宜通经活络、清化湿邪、助气活血。

取穴：三棱针点刺委中、然骨；阴陵泉、公孙、血海；补照海、阴谷、气海、脾俞、肾俞。

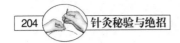

上方针治5次，肢体见灵活，痛减。原方配委阳与血海处疼络放血。

又针治5次，患者能离床活动，唯感无力。基本痊愈，停治。

半年后随访，已能参加生产劳动。

按：此例下肢瘫痪两年余，按截瘫治无效。从中医辨证属湿痹，按湿痹治之而效。

湿痹多从脾、肾着手。调和经络，助气和血，湿邪可去。否则只顾利湿见效迟缓，且久病体弱，利湿偏重，而有伤阴之弊。

王某，男，42岁，锦西县暖池塘公社商店职工。

1971年6月7日来诊。腰腿痛已达两年，近8个月来疼痛加剧，不能行动、下床。日轻夜重，痛甚时不能平卧，俯撑呼叫不休。经多方医治无效，1个月前又患肺炎入某医院医治。肺炎虽略好，但腿痛如故。后转我院治疗。

痛苦病容，站立、转侧困难，活动受限。脉紧弦、苔黄腻，目内赤脉贯睛。既往健康。

经络电测定：肺经64/20；心经50/18；三焦经5/25；肝经34/4；脾经10/3；胃经7/15；肾经2/0；膀胱经7/4；胆经27/15。余经未见成倍差度。

触诊：膈俞、心俞、脾俞、滑肉门、肓俞、中都、风市、孔最、阴郄，均呈强压痛。

此属多经病患，症由寒湿乘虚入络，久病正虚邪凝，气血瘀结，经滞络瘀，渐成痼疾。但近日外感时邪未尽，宜先理标，再图其本。以防引邪入里。

取穴：鱼际、曲池、风门、大椎。

二诊（6月8日）：咳嗽、胸痛略减。原方加右肺俞、右心俞、左三焦俞、右肝俞、右脾俞、右肾俞，均置皮内针。膈俞、孔最、滑肉门、风市、中都，均施平补平泻法。

三诊（6月9日）：自诉针后第二天疼痛大减，可平卧，一夜安睡 5 个小时之多。

经络电测定：肺经 32/24；心经 44/20；三焦经 10/17；肝经 22/12；脾经 15/7；胃经 11/20；肾经 7/4；膀胱经 6/4；胆经 25/14；经络失调情况略有恢复，且症见好转。仅需调理肝、脾、胆为主，并于委中、血海、然谷附近处点刺瘀络出血。

经过：经六诊后，诸症均安，血象正常，肺炎已愈。活动多时，患处作痛。后用灸法调整脾肾。

灸穴：脾俞、章门、中脘、肾俞、关元、风市、照海、阳陵泉、曲池。

续灸 15 次，基本痊愈，出院。至今 9 年一直未见复发。

按：痹证病本多在于脾。因脾虚则后天之源亏损，不能营运血脉，血脉闭而不通，方成痹证。痛痹属寒气胜者，寒属阴、阴主凝，血脉得寒凝而不通，不通则痛，且痛有定处。本例为寒湿致病，累及经络失调，虚实交错，标本难辨。宜先理经络失调，后顾病因之本。施灸可培本扶正祛邪，以固疗效。

二十四、震　颤

震颤，有全身震颤、四肢震颤、局部震颤之分。

病例：

周某，男，13 岁，辽宁省黑山县姜屯公社。

1974 年 3 月 4 日来诊。主诉：数年前上肢震颤，有时发作一次即恢复。2 月 23 日春节后，颈部、手足均震颤不已。

先治其颈部。取穴：崇骨、百劳；再治上肢。取穴：曲池、合谷；治下肢取足三里、内庭。针后见轻，深刺久留。针后以手握其上下肢，颤减缓。共针 11 次，震颤全止。

李某，男，34 岁，沈阳市皇姑区辽河街派出所。

1975 年 3 月 28 日来诊。主诉：右下睑痉挛，震颤不止，每日不知多少次，令人心烦难受。

治其局部，用30号1.5寸不锈钢针一支，由下睑外端，刺入皮内，穿至内端，轻轻拔出。

复诊：主诉震颤次数减少。依前法共针4次痊愈。

经过3年，复发一次，仍用上述方法治愈。迄今无恙。

二十五、遗　尿

儿童多见夜尿，老人多见小便不禁。其病因多为感受寒冷或体弱致肾与膀胱功能低下，而不能制约水道。

治宜调整肾、膀胱与三焦的功能。取穴见图2-2-30。

取穴：肾俞、中极、三阴交。

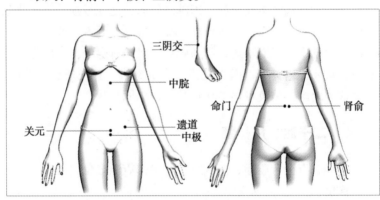

图2-2-30　遗尿取穴

久病不愈者，应多灸命门、关元，或置皮内针。老人小便不禁者加灸中脘、遗道（脐下4.0寸，旁开5.0寸）。

二十六、癃闭（小便不通）

排尿不利而涩谓之癃，小便不通谓之闭。此症多由肾气不足，湿热下注，外伤或术后、产后而引起。

此病虚证为多，宜益气补肺，肺主肃降，通调水道。肺气充实，可金生利水。补肺也意味着补肾，即虚则补其母，此着一举两得。

另外，再行补肾、通调膀胱之法，效果更好。亦有中气虚陷者，可用升提法调之。湿热下注，可通利脾经与膀胱经，分利湿热，疏通下焦气机。

外伤、术后、产后者，以通调膀胱气机为主，结合上述辨证论治。选穴见图2-2-31。

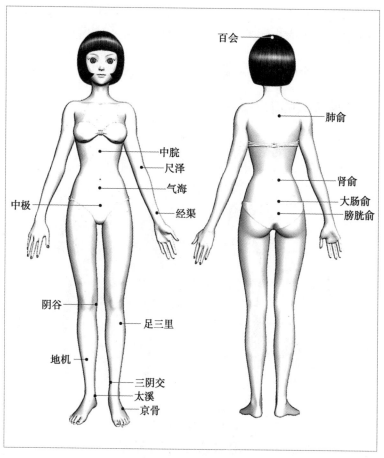

图2-2-31　癃闭取穴

（1）益气补肺：经渠、尺泽、肺俞、气海。

（2）培补肾气：肾俞、太溪、阴谷。

（3）补中益气：中脘、气海、百会均灸，针足三里。

（4）利湿清热：地机、三阴交、中极、膀胱俞。

（5）通调膀胱：中极、京骨、三阴交。

对老年性前列腺肥大者：可于大肠俞、膀胱俞附近寻找色素点，用三棱针挑之，有效，个别亦有无效者。色素点多呈灰褐色或灰白色，如大头针头大，略出于皮肤，压之不褪色。

 # 二十七、阳　痿

阳痿取穴见图 2 - 2 - 32。

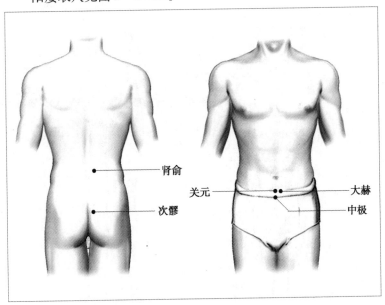

图 2 - 2 - 32　阳痿取穴

（1）关元、中极。使针感达到外生殖器。

（2）二穴取穴法，单针刺大赫，针感同。治愈多例。

（3）肾俞、次髎。

（4）虚寒病人，可灸关元。

新病配肾经郄穴，久病配肾经募穴。

二十八、遗　精

遗精针刺阴谷有奇效，病人仰卧位，裸腿屈膝，足心相对。针刺入两筋之间，行补法。

又法，针刺志室，得气后行补法，亦效。

遗精有病态与生理之区别。如果是20多岁的未婚青年，7～8天遗精一次，第二天反觉精神愉快，这是生理现象，不必医治。可向来诊者讲述睡眠常识，睡前用热水洗脚，枕头高点，侧卧，手足屈曲，心无外虑，所谓"先睡心"。自然容易入睡，可避免或减少遗精。

遗精多在天将亮之时，仰卧而遗。生殖器龟头最敏感，仰卧和被接触是容易引起遗精的原因。

病态遗精，则形容憔悴，精神疲倦，腰酸腿软，头晕健忘。每2～3天一次，或一天一次，甚者白天午睡，或有梦或无梦也遗精，应抓紧治疗。

严重的遗精，应改变睡卧体位，屈膝侧卧，用宽带一条套在脖子上，下边系在膝关节以下，使熟睡后腿亦不能伸开。严重的铺被褥睡在大筐箩中。

另外，向青年普及生理卫生知识，要他们多运动，专心读书，热爱科学，选择有益的爱好等，以理制欲，切勿手淫等，皆是预防遗精的有效方法。

二十九、疝　气

疝气取穴见图2－2－33，针灸方法如下。

（1）取太冲、三阴交、太溪、大敦，针患侧，用补法。用

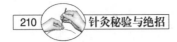

此4穴，治愈疝气多例，一般不超过数次。针大敦以左手拇、食二指捏住足大趾往外拉，在趾节、针灸书所谓"三毛之际"刺之。

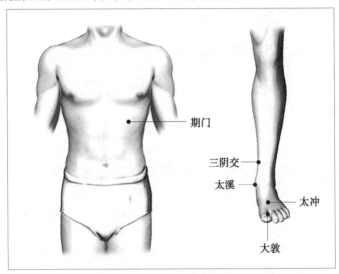

期门

三阴交

太溪

太冲

大敦

图2-2-33　疝气取穴

（2）刺大敦一穴，如上述操作方法，配以期门，亦效。婴儿疝气，可用麝香少许，置脐中，暖脐膏贴之。

第三节　外科疾病针灸疗法

 一、阑尾炎

阑尾炎未化脓时，可针灸治疗。选取阳明经穴为主，疏通胃肠经气，达到散瘀消肿、清热止痛之效。取穴见图2-3-1。

取穴：气海、上巨虚或上下之压痛点、合谷。

配穴：呕吐配内关、上脘；发热配曲池、足三里；腹痛配天枢、三阴交。白细胞高者，灸肘尖、天枢、合谷，针血海。

已化脓者，立即转外科治疗。

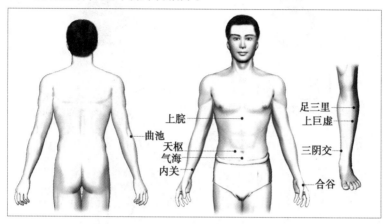

图2-3-1 阑尾炎取穴

 二、急性胆囊炎、胆石症

急性胆囊炎、胆石症当病在少阳经时，多为湿热。治宜疏泄肝胆，清化湿热。转成慢性时，多见肝胆气滞。取穴见图2-3-2、图2-3-3。

（一）治 法

痛甚：中脘、外丘、天宗。
发热：胆俞、侠溪、外关、委阳。
呕吐：上脘、内关、梁丘。
腹胀：天枢、阴陵泉。
兼施利胆之法：阳陵泉、丘墟、日月、至阳、后溪。
眼针止痛效果亦佳。正痛时针后可立即止痛。

（二）病 例

魏某，男，58岁，辽宁省公安消防总队干部。

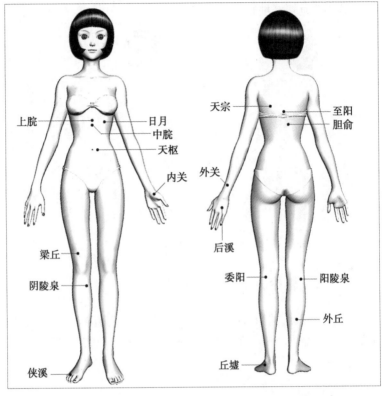

图 2-3-2 胆囊炎、胆石症取穴

1977 年 10 月 7 日来诊。主诉：1976 年 9 月患胆囊炎，其痛不可忍，二旬始愈。以后又发生两次，比较轻微。今年 9 月 30 日，发生剧烈疼痛，导致晕厥。经过公安医院抢救，始见缓解。现在疼痛不断，时轻时重。

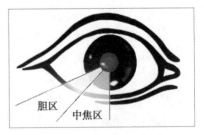

图 2-3-3 胆囊炎眼针取穴

诊见：神疲面赤，舌质赤，六脉沉数，左关尤甚。看眼，右眼肝胆区有血管隆起、颜色鲜红。平时有高血压。

治疗：眼针双胆区，右中焦区。

效果：来时正在剧烈疼痛，针后痛止，手压之仍痛。留针5分钟，起针后手压之亦不痛，但有发胀感觉。共针6次，痛止而愈。

三、胰腺炎

胰腺炎常见脘胁疼痛，寒热往来，痛处拒按，食入呕吐等症状。多属寒热错杂、气机不利等证。经络诊察时，多见肝经、心经、脾经、胃经等失调。因此，本病的治疗，要以病机的变化，灵活选穴用方。取穴见图2-3-4。

（一）治　法

取穴：中都、疗俞（神门上4寸处，或上下之反应点）。患此病时，该两穴均呈明显压痛，刺之，有良好的镇痛和消炎作用。

配穴：发热或寒热往来者：针滑肉门、外关。

频吐者：针照海、公孙、内关。

（二）病　例

陈某，女，44岁，锦西化工五里河子。

1972年6月7日来诊。主诉胃痛剧烈，呕吐，不

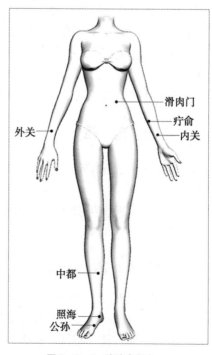

图2-3-4　胰腺炎取穴

食，畏寒，发烧已 3 天。有胃病史。

检查：白细胞 38×10^9/升。尿淀粉酶 280 单位。诊为胰腺炎。脉弦，舌苔白腻。

知热感度测定：脾经 150/180；肝经 200 以上/180，余经接近正常。

中都、疗俞触之有强压痛。

取穴：中都、疗俞、公孙。

针后 15 分钟，痛止。午后体温降至正常。次日白细胞降至 15×10^9/升，尿淀粉酶 50 单位。又复针上穴。继治两次，诸症消失。

观察数月未见复发。

按：如此重症炎性病变，未经住院未用抗生素治疗，经 3 次针治而愈，说明针灸有消炎之作用。

一般胰腺炎病者，中都与疗俞均呈现反应，此两穴既是诊断点，又是治疗点。

有合并感染者，当需鉴别，采用综合治疗。

 四、痤 疮

痤疮好发于青年期，多由心肺上焦积热而生。以面部生疙瘩为主症。

本病在无理想药物治疗的情况下，针灸往往可收一定效果。取穴见图 2 - 3 - 5。

（一）治 法

1. 挑 刺

取穴：背部的小红点，耳背静脉。

方法：用三棱针将红点刺破，再挑断肌肉纤维。用三棱针将耳背静脉划破出血。间日或 3 日一次，一般经几次即可收效。

2. 针 刺

取穴：心俞、肺俞、少府、鱼际、曲池、血海。

操作：心俞、肺俞行散针刺，余穴均施平补平泻。此法不及挑刺疗效迅速，但疗效较巩固。

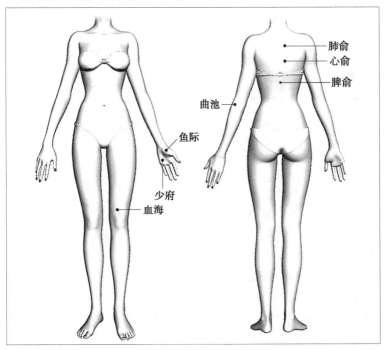

图 2－3－5　痤疮取穴

3. 灸 法

取穴：拳尖（位于手第三掌骨小头之高点），用艾条灸 5～7 分钟。此穴灸治白癜风亦效。

（二）病 例

陈某，男，25 岁，锦西县汽车公司司机。

1980 年 3 月 20 日来诊。面部遍生红疙瘩，此愈彼起，缠绵不愈，历时半年余，经外敷中西药物均不见效果。

诊见：面生红疙瘩，两颊为甚，发痒。脉洪有力，舌质红，略有黄苔。

治疗：挑刺背部红点，散刺心俞、肺俞、脾俞。针血海、曲池、少府。

二诊（3月23日）：针后痒减。针穴同前。

后改每5日一诊。共经六诊而愈。

五、神经性皮炎

神经性皮炎多属于心肺两经。宜活血通络。梅花针叩刺较毫针收效快。取穴见图2-3-6。

取穴：血海、膈俞、肺俞、心俞、风市、曲池、臂臑。此方适于风湿热型。

对于血虚风燥者，病程长，局部干燥、肥厚、脱屑，状如牛领之皮，宜用梅花针叩刺，重点在患处以及循经取穴叩刺。每日1~2次，亦可叩刺后用蒜片擦患处。笔者1970年两肘处曾患此疾，不曾介意，后渐扩大，用梅花针叩刺患部，半月余而消，次年又起，又用此法而愈。

耳背放血与耳穴划刺法：用消毒的三棱针在耳背静脉上点刺出血。用小

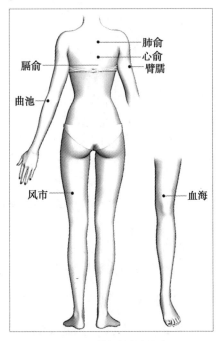

图2-3-6　神经性皮炎取穴

刀在患部所属耳区或找到过敏点划破出血，每3天划一次，一般经几次见效。

六、湿　疹

湿疹多因风湿热邪侵入肌肤或血虚有热而成。急性者多湿热，慢性者多兼血虚。取穴见图2-3-7。

本病需与丹毒、多形红斑、疥疮、沥青疮等疾相鉴别。

鉴别要点：

（1）丹毒：皮肤潮红而痛，境界明显，伴发高热。

（2）多形红斑：皮损为孤立的丘疹、水泡及红斑，以四肢末梢的伸侧为显著。

（3）疥疮：患于指缝、四肢屈侧、阴部。有感染史。

（4）沥青疮：皮损好发暴露部位，有接触沥青史。

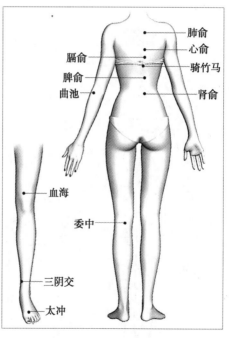

图2-3-7　湿疹取穴

治法：此病多半病在脾、心、肺、大肠等经，调整失调的经络，可以治愈一些难治的湿疹。

取穴：血海、脾俞、心俞、曲池、委中、膈俞、三阴交。

另外，再取其患部所属经络的原、郄穴针之。对慢性湿疹要灸肺俞、脾俞、膈俞、骑竹马，并用刺络拔罐法。

配穴：全身瘙痒：针止痒穴，耳背放血。

阴囊湿疹：肾俞、太冲。

形成寒性溃疡（臁疮腿）者：针血海，患部用大蒜擦之。

七、扭挫伤

针灸对扭挫伤有镇痛、消瘀作用。取穴见图2-3-8。

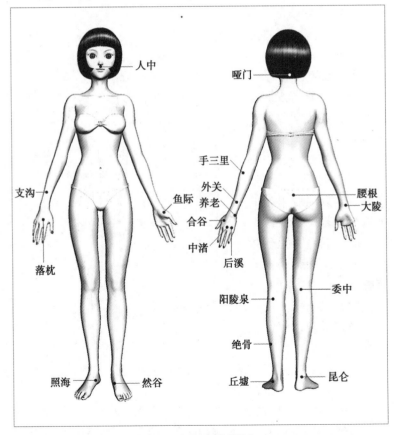

图2-3-8 扭挫伤取穴

（1）腰扭伤：人中、后溪、养老、手三里外侧压痛点、委中。

（2）上肢损伤：针中渚透合谷（取同侧）、阳陵泉（取对侧）。

（3）下肢损伤：针同侧大陵、腰根穴（位于骶部、第一骶椎棘突两侧各3.0寸处），并刺患侧所属经络的胸部穴位，刺至骨膜上。如足背损伤于胃经所过处，即取缺盆；内踝损伤于肾经所过处，即取俞府；膝内损伤于脾经所过处，即取大包。依此类推。

（4）两胁肋损伤：然谷点刺出血，针支沟、丘墟。

（5）颈项部损伤：刺外关、落枕、昆仑。

（6）背损伤：在手背部找到压痛点刺之有效。

（7）骶部损伤：刺哑门、昆仑。

（8）胸部损伤：刺鱼际、大陵、照海。

（9）落枕：外关、落枕穴、绝骨。

八、截　瘫

截瘫多由外伤、炎症、肿瘤等，使脊髓发生横断性病变，脊髓神经相应节段以下的神经机能引起障碍。

中医学认为本病乃由督脉和肾经的损伤。督脉循行贯脊，主全身之阳气，为手足三阳经之交会，若督脉受损，必致气血、经气运行不畅。肾主骨主髓，髓之为病，肾亦受累，而症见痿。

（一）治　法

恢复期的病人，适用针灸治疗，但要结合中药、穴位注射、按摩、功能锻炼等疗法。

弛缓性瘫痪应以补肾健脾、温通经络为主；痉挛性瘫痪应以滋补肝肾、疏通经络为主。截瘫取穴见图2-3-9。

主穴：大杼、绝骨、命门、曲池、阳陵泉、太溪、足三里、关元、中脘。虚者多灸关元、中脘、足三里。

配穴：弛缓性：配脾俞、太白、肾俞。

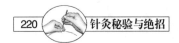
痉挛性：肝俞、筋缩、承山、然谷。

小便失禁或困难者：中极、横骨，针 2 ~ 3 寸深。

大便困难：天枢、大肠俞。

下肢麻痹甚者：可施上字灸（命门、十五椎、阳关、阳关左右的华佗夹脊穴）。每穴灸 10 ~ 15 壮。

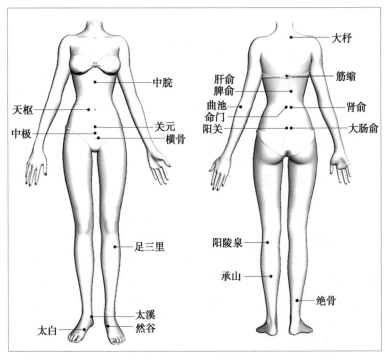

图 2 - 3 - 9　截瘫取穴

每次治疗前，均要检查经络的变动情况，同时还要特别注意过敏点，往往过敏点就是有效的刺激点。并要经常按摩背俞穴、原穴、募穴。病者加强功能锻炼十分必要。

（二）病　例

王某，男，20 岁，河北省丰南县小集公社社员。

1976年8月6日晚8时入院。主诉：地震时，腰部被房木打伤，经救出后，赤脚医生给予四环素、止痛片，送救灾医疗队。诊断为腰椎骨折。由政府空运至辽宁省中医院。

主要症状：腰痛、活动受限。

检查：下肢及腰部不能活动。

诊断：腰五椎骨体粉碎性骨折。腰3～5椎左侧横突骨折。

治疗：8月12日作椎板减压术，术中采用中药麻醉。术后14天拆线，一期愈合。初步能排二便，阴茎亦能勃起。病人未作棘突钢板固定，故可8周后离床活动，5周后床上开始活动。

8月28日开始眼针治疗。两下肢不全瘫，右腿能抬30°角，左腿不能抬起。采用眼针疗法，针刺双下焦区。针入后，右腿能抬90°角，左腿不能动。再针左胆区，针后足跟离床2寸许。在双下焦区埋藏皮内针。自述左大腿后侧有一处作痛，用局部针刺，针后痛减。

8月30日右腿伸直腿根能抬至90°角，左腿能抬30°角。去掉皮内针，刺双下焦区、左胆区，针后左腿能抬至35°角。当日下午2时针双下焦区，两腿运动同上午。试令下地，由两人扶持能迈一步，但腰腿无力。

8月31日，针双下焦区，双腿运动同前。

9月1日，针双下焦区后两腿均能抬至90°角，膝关节以下无力，左腿及腰均有疼痛感觉。两脚由踝关节以下不能动。

9月3日，又经过两次眼针双下焦区，已能下地扶床自己行走。只有踝关节运动功能未恢复。改在踝关节用电针治疗，并进行功能锻炼。

李某，女，28岁，河北省丰南县小集公社社员。

1976年8月6日入院。7月28日地震被砸伤。诊断：腰椎骨折，神经损伤，截瘫。

9日3日骨科检查：第一、二胸椎压缩性骨折，伴有弛缓性完全性截瘫。两下肢运动功能完全消失。皮肤感觉腹股沟以下减

退，大腿中段以下感觉消失。二便能自行排出。

眼针治疗情况：

9月8日，针刺双眼下焦区。

9月9日，下肢能稍微活动，不能离开原位。仍针双下焦区。

9月10日，两足跟相并靠拢，可以外展6厘米。针刺双下焦区。

9月10日，两足跟相并靠拢，可以外展6.5厘米。针刺双下焦区后，能外展14厘米。膝关节均能活动，左膝活动较大，似有足跟离床之势。

9月13日，双足外展10厘米，针双下焦区后，可以外展22厘米。两膝以下可离床10厘米。

继续治疗至9月21日，两足外展达56厘米，膝以下离床，左为四横指，右为三横指。足跟还不能离床。以后由综合病房转到骨科，未继续用眼针，结果不明。

崔某，男，38岁，本溪市建筑工程队工人。

1977年6月6日来诊。主诉：1975年从高处摔下，第一、二腰椎压缩性骨折。经过整复，未完全接好，从而导致双下肢截瘫，二便失禁。

诊见：神清、体胖、面色微赤，舌无苔，语言正常，六脉沉缓，两足无力。腰椎以上无何改变。由第一腰椎水平线以下，失去知觉。久治不效。由陪护人背进诊室，下肢全瘫。

看眼双下焦区，左胆区均有改变。

治疗：用眼针刺双下焦区、左胆区。

效果：两脚靠拢，针后能离开四横指，留针15分钟，能外展20.5厘米。

6月8日，未针前，两足外展34厘米，针双肝区后，能外展42.5厘米，但足踝不能抬起。

6月10日，两脚外展30厘米，针双下焦区后，可外展33.5

厘米。用力抬腿，臀部可以离开床面，左膝关节能稍挛屈。

6月13日，前天感到腿根前方疼痛，努力抬腿，可使臀部离开床面四横指，两脚外展47厘米。

6月15日，努力上抬，由臀至膝可以离床，足跟仍不能抬起。

病人来自外地，在此食宿不便，行动困难，势难久治，故回家乡就地治疗。

孙某，男，17岁，锦西六中学生。

1972年12月25日来诊。6月15日，因跳木马摔伤，致全身瘫痪，某医院诊为脊椎骨挫伤。经药物治疗半年不见好转。四肢自主运动消失，不能翻身转动，软瘫。面色苍白，气短、干呕，左面部出汗，食欲欠佳。

治疗：选用治瘫穴，经治1个月不见好转。后改用经络平衡法治疗。

经络电测定：十二井穴位，均为零值。此属气血失运，脾主肌肉，四肢又主统血，应以助脾行血，再取阳明之合曲池活血。

取穴：隐白、阴陵泉、曲池。

针后3天测定：脾经左20/右15；肾经5/0；胆经5/10；胃经15/5；肺经10/15；肝经5/10。余经正常。经此次调整后，气短日渐好转，肢体见有力。

取穴：右阴陵泉、右太溪、左丘墟、右冲阳、左太渊、左太冲、气海、命门。

经此法调治10余次，患者渐趋好转，可自己翻身坐起。因故出院，停治两个月，在家服骨髓粉。

1973年2月末来门诊针灸治疗。经络检查：肝、肾、胆、三焦经有改变，余经正常。

取穴：阳陵泉、曲池、风池、足三里、百会、隐白。经十余次的治疗，能扶拐行动。3月20日能扶拐下楼，可见大好。唯右侧肢体无力，下肢沉软，时而气短。余症减轻，停治。

半年后随访，可拄拐行动，后因家迁外地，结果不详。

按：截瘫多属脊椎骨折后遗症。脊椎为督脉所循行的路线，督为诸阳脉的总纲，统帅周身的阳经；其旁为膀胱经循行之一、二两行。膀胱经在周身为最长的经脉，"起于目内眦，上额交巅，别出还下项"，经背及下肢后侧至足内趾，此经损伤，亦能引起运动障碍。其旁为胆经，由胁过臀经下肢外侧至足四趾。前连及肝经，"肝主筋"，与运动均相关联。所以脊椎和背部诸经络相当重要。

应用眼针与调整经络平衡的方法治疗截瘫，均可收到一定的疗效。脊骨未折，神经未断者，预后良好。损伤严重者，预后不良。

九、血栓闭塞性脉管炎

血栓闭塞性脉管炎为动静脉的慢性疾患。祖国医学认为此属脉痹，晚期为脱疽。多半由寒湿侵犯经络，致气血瘀阻；或由酗酒过度，火毒内生，情志郁结，气滞血瘀；或因外伤血瘀而成。

早期针灸治疗效果较好，晚期预后不良。血栓闭塞性脉管炎取穴见图 2-3-10。

（1）循经取穴：视病灶所属经络或测出失调的经络，均可取原穴、络穴治疗。原穴取患侧、络穴取健侧为有效。

（2）病因配穴：因寒而得，取然谷、阴谷，灸肾俞、涌泉。因湿而得，取公孙、阴陵泉，灸脾俞、章门。

（3）症状治疗：痛甚：取绝骨透三阴交，再取痛点所属经络通过的胸部穴位，行骨膜刺，往往即刻止痛。下肢寒凉麻木可灸次髎、关元、足三里、绝骨。

（4）整体配穴：可施助气治血通络法：气海、曲池、血海、膻中，刺与灸均可。并可挑刺八髎穴。

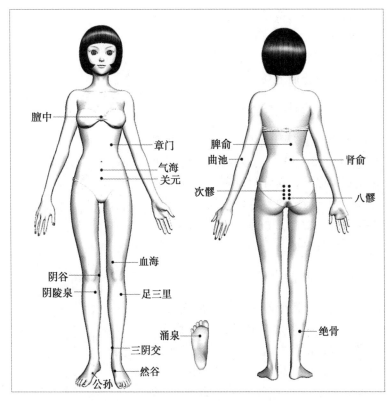

图 2 - 3 - 10　血栓闭塞性脉管炎取穴

十、外科临证点滴

　　针灸治疗外科疾患时，有些特定穴可专疗某些疾病，如灸骑竹马消肿解毒定痛；用委中泻痈肿之热毒；用曲池消炎活血；用肺俞治各种皮肤病，屡获效验。

（一）骑竹马之灸

　　骑竹马为奇穴，大致位于筋缩穴旁开 1.0 寸处（图 2 - 3 - 11）。

每次用绳法折量多符合此处。

此穴主治一切痈疽发背、无名肿毒、痈疔等恶疮。灸 7～10 壮，对痈肿有消肿解毒止痛之功。

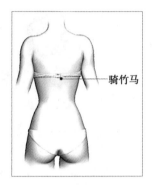

图 2 - 3 - 11　骑竹马

（二）委中之泻

委中为足太阳经之合穴，居腘窝中央（图 2 - 3 - 12）。点刺出血，能泻血热壅毒，因此，对痈疽发背、红肿疼痛之症，刺之有清热解毒镇痛之效。通常以三棱针刺之，最好刺在瘀络青紫处，刺尽，出其瘀血。

（三）曲池之灸

曲池为手阳明经之合穴，肘横纹外侧（图 2 - 3 - 13）。其功能祛风解表，清热利湿，调和营血。此穴不但是治疗内科、五官科疾病的要穴，也是治疗外科疾病的要穴。施灸能防治痈肿的恶化，未成脓者可消肿散结，已成脓者，可促使早溃，预防感染。疮疡高热者针之，有退热解毒之功。此外，还能治疗一些皮肤病和过敏性疾患。对瘰气瘰疬均有一定疗效。实为外科不可缺少之穴。

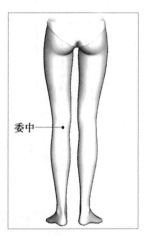

图 2 - 3 - 12　委中

（四）肺俞与皮肤病

肺主皮毛，用肺俞治疗一些皮肤病常有效，肺俞在背部第 3 胸椎棘突下旁开二横指处（图 2 - 3 - 14）。如皮痒、皮痛、皮肤湿疹、各种皮疮等。刺与灸均可，实为治本之法。

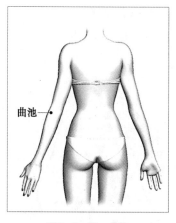

图 2 - 3 - 13 曲池

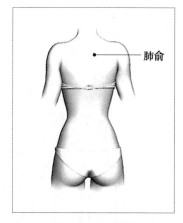

图 2 - 3 - 14 肺俞

第四节 妇科疾病针灸疗法

妇人有病，多半为气血失和。局部病变与气血失调，构成妇科病的基础，两者互为因果。

调经贵在理气。因为气为血之帅，气行则血行，气止则血止，气顺则血顺，气逆则血逆。因此，理气又是调经的一个具体方法。影响月经不调的气机变化，以气滞与气郁多见。如月经欲来时，乳头疼痛多属肝经的气滞；若月经将来时，乳房胀痛多属足阳明胃经的气郁。因此，要多注重肝与胃的调理。

经水提前，以血热多见。亦有因大病、久病之后，冲任不固，不能统血摄血而见气虚。亦有素多抑郁，郁久生热，迫血妄行，而见肝郁；另有余血未尽，出现血瘀。

经水后期，以虚寒为多见，个别有气滞、痰滞、血瘀之分。

经水先后无定期，以肝郁、肾虚为多见。亦有脾虚、血瘀等。

经水过多，多半为血热和气虚，亦有痰湿者。

由此可见，妇人月经不调，病情复杂难辨，变化多端。调理不善，可导致其他疾患。因此，治妇科病需先调经。

针灸调治经病，应该辨证施治，取穴见图 2 - 4 - 1。

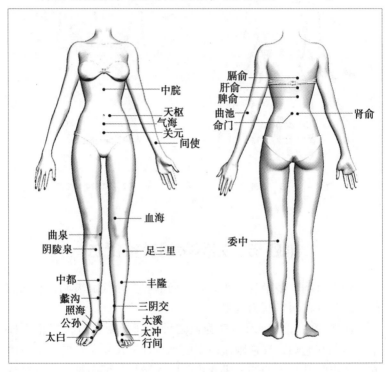

图 2 - 4 - 1 妇科疾病辨证取穴

（1）经水先期：

血热：针血海、委中、曲池、三阴交。

肝郁：针行间、中都、太白。

血瘀：针膈俞、血海、间使、天枢。

（2）经水后期：

虚寒：灸关元、命门、肾俞，针照海、气海、足三里。

气郁：针行间、中脘、间使。

痰滞：灸中脘，针丰隆、公孙。

血瘀：膈俞、血海、间使、天枢。

（3）经水先后无定期：

肝郁：太冲、曲泉、气海、公孙。

肝肾虚损：灸关元、肝俞、肾俞，针太溪、蠡沟。

脾虚：针足三里、公孙，灸脾俞。

血瘀：膈俞、血海、间使、天枢。

（4）经水过多：

血热与气虚者：针血海、委中、曲池、三阴交。

痰湿：针阴陵泉、足三里、中脘、公孙。

（一）妇科病的针灸法则

妇人具有月经、胎产等生理特点，身体抗病力弱，情绪易于波动，从而影响脏器的功能，致气血失调，脾胃不和，肝肾亏损等病理变化，造成冲任损伤，引起疾病。因此，针灸治疗妇科病，要掌握如下原则。

1. 调气血

妇人以血为主，血又靠气来运行。气血失调，导致生病。因此，在治疗上，要首先调和气血，使经脉通畅，冲任充盛，则经、带、胎、产等疾，随之自愈。

调气血的刺灸方法，首先要辨病在气在血，在经在络。气血不和，经络失调，又互为因果。刺与灸通过调整经络的失调，自然气血随之调和。

调理气与血，还要善知气与血的气机变化，如气逆则降或顺，气郁则解或行，气乱则调或理，气陷则升或益，气虚则补，气热则清，气寒则温。血寒则温，血热则清，血虚则补或养，血滞则行或通。另外，调气还要兼理血，理血还要配合调气，方能收到较好的效果。

2. 和脾胃

脾胃为后天之源，血液生化之本。脾胃功能失调，致血液生

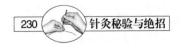

化受阻，而产生种种疾病。调理脾胃，实为治本之法，不可忽视。尤其对一些慢性妇科病，尤为重要。

和脾胃的方法，要视其脾胃的具体病变，予以适当的调理。

3. 养肝肾

肝藏血，肾藏精。肝肾在功能上与冲任密切相关，在病理上又互为影响。妇科临证中，有不少常见病，大多是肝肾亏损或冲任损伤所致。因此，治疗上要从肝肾入手。如肝肾阴虚，多以滋养为主；肝肾阳虚，多以温养为主。肝肾功能正常，自然冲任盛而无病。

（二）妇科病的四要穴

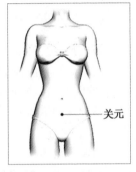

图2-4-2　关元

1. 关　元

关元为足三阴、任脉之会，又为小肠之募，主藏魂魄。此乃男子藏精，女子蓄血之处。

此穴位于脐下3寸（4横指），见图2-4-2，能调整足三阴经、冲任二脉，并主血主胞之疾。此穴实为调治经、带、胎、产诸病之要穴。针与灸均可，可随证补泻。

2. 血　海

血海亦称血郄，为足太阴脾经之穴，位于大腿内侧，髌底内侧端上2寸（图2-4-3）。脾有统血之功能。因此血海主治一切血疾。妇人多血病，故血海为妇科之要穴。本穴能止能破，崩漏用之可止，闭经用之可通，血瘀用之可逐，血热用之可清。但此穴不宜多灸与重泻。手法过重有的可晕，多灸有血燥之弊。与膈俞、天枢配合，逐瘀活血之力更强。与气海、命门配合，止血之功更佳。与曲池配合可清血热，又能治一些皮肤病与疮疾。

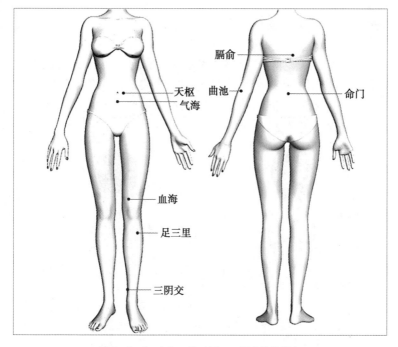

图2-4-3 血海、足三里、三阴交及其配穴

3. 足三里

足三里为足阳明胃经之合，位于小腿前外侧，髌骨下3寸（图2-4-3）。此穴主诸虚百损，为强壮之要穴。亦是补后天之源（脾胃）之要穴。血液生化来源于脾胃，妇人病多注重和脾胃的治疗，而足三里是调和脾胃的良穴。

4. 三阴交

三阴交为足三阴经之会穴，位于小腿内侧，足内踝尖上3寸（图2-4-3），自然统治足三阴经之病。妇人病与足三阴经关系十分密切。三阴交善治妇科疾患：崩漏带下、月经不调，腹中死胎、产后胞衣不下等。可见经、带、崩、产之疾以三阴交为主穴。

以上四穴，如能巧妙地配合，疗效更佳。

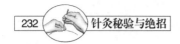 一、痛 经

痛经多由情志抑郁，或感受寒凉致气滞血瘀而成。现代医学认为由生殖器炎症、内分泌失调、子宫发育不良、精神因素等所引起。

经前痛多属气滞血瘀，经后痛多属虚寒。针灸治疗效果良好。痛经取穴见图2-4-4。

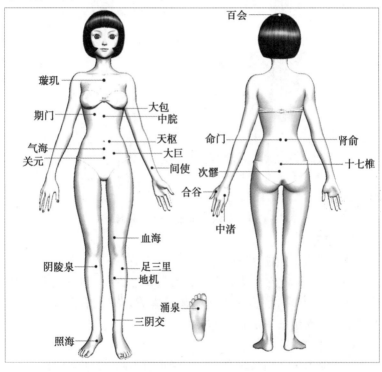

图2-4-4 痛经取穴

取穴：关元、三阴交、合谷。

配穴：虚证：加灸命门、足三里。

实证：加针天枢、地机。

胀痛：阴陵泉、气海。

刺痛：血海、期门。

窜痛：大巨、肾俞。

坠痛：中脘、照海。

痛引腰背：中渚、肾俞。

疼痛剧烈者：间使、十七椎深刺 1.5 寸左右、次髎。

经后痛：多灸关元、命门。

最好经水来前 5 天就诊，连针几次，效果良好。

对痛经严重，上述诸方不效者，可取三才穴治疗：

（1）天地人三才：百会、涌泉、璇玑。

（2）上中下三才：大包、天枢、地机。

此两组穴交流使用，效果较好。

二、经 闭

经闭多因血枯和血滞而致，而造成血枯和血滞的病因很多。如失血、久病、经期外感、疲劳过度、情志不舒等，皆可引起血脉凝滞。

（一）治 法

经闭因其他疾病激发者，当先从病因治疗。因局部病变造成者，多半疗效不显。取穴见图 2 - 4 - 5。

取穴：血海、气海、归来、关元、复溜。

配穴：虚闭：加肝俞、膈俞、肾俞。

实闭：加曲泉、地机、合谷、三阴交。

经验方：

血海、涌泉、足三里。先刺血海，可深刺 2.0 寸左右，继针足三里，均使得气以后再刺涌泉。

（二）病 例

李某，女，25 岁，黑龙江省依安县西南街。

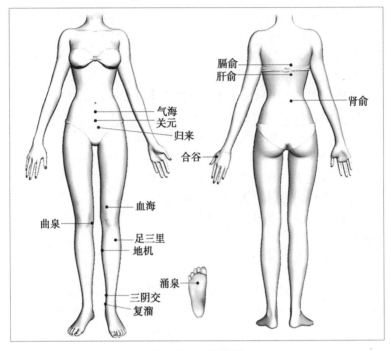

图 2 - 4 - 5　经闭取穴

1967 年 12 月 5 日来诊。素体虚弱，面黄无泽，心悸健忘，饮食欠佳。经水一直未见，婚后 3 年未育，曾服药无效。

脉弱无力，舌质淡，苔薄白。

此属先天不足，后天亏乏，血枯经闭。治宜滋肾健脾。

主穴：涌泉。

配穴：血海、气海、三阴交、合谷。选用。

针 5 次后，即见经水来潮，量少。停治。3 个月后月经正常。

 三、崩　漏

本病现代医学称为子宫功能性出血，多因卵巢功能失调所致。大量出血为崩；淋漓不断为漏。多由肾阳虚、相火衰，不能温胞；脾虚不能统血，致冲任两脉失调而病。还有因阴虚内热，气郁化火，肝热不能藏血，迫血妄行。亦有因气滞血凝，血行失道，新血不能归经而成。

治法：急者先止血治标，缓者固本。着重温肾，理肝健脾，调理任冲。取穴见图 2 - 4 - 6。

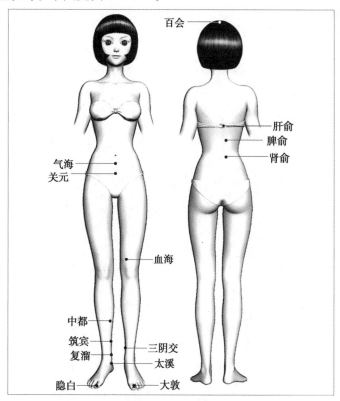

图 2 - 4 - 6　崩漏取穴

方 1：补肾俞、关元、太溪、复溜、筑宾。针后加灸。此方适于温肾。

方 2：气海、脾俞、隐白、百会（均灸），此方适于脾虚、气虚不能摄血者。

方3：肝俞、大敦，中都、血海、三阴交。多用泻法或平补平泻。此方适于气滞血瘀。

经验方：

（1）针关元，灸隐白、大敦。

（2）奇穴之灸：足心、鸠杞，灸血病。各灸5~7壮。

四、带 下

带下属于带脉为病，刺灸均有效。取穴见图2-4-7。

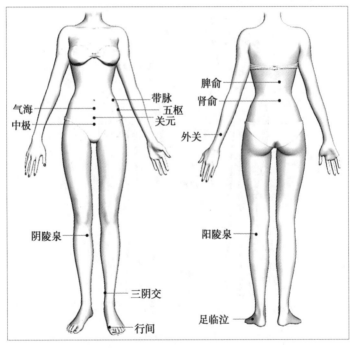

图2-4-7 带下取穴

方1：带脉、关元、气海、三阴交。

方2：取带脉之足临泣，阳维脉之外关，两穴合用，治带下有效。

方3：带脉、五枢、中极。

配穴：偏虚寒者：灸肾俞、脾俞。

偏湿热者：针阴陵泉、行间。

三阴交可通利带下，阳陵泉可止带下。因此，治疗初期宜取三阴交，治疗后期宜取阳陵泉。

五、子宫脱垂

子宫脱垂中医称为阴挺。多因生育过多，分娩用力过度，产后过劳体弱，中气下陷而引起。

针灸对1~2度脱垂有效，严重者不易收效。取穴见图2-4-8。

（一）治　法

采用艾灸方法，选取气海、中脘、百会、命门。

针维胞（脐下3.0寸旁开6.0寸）或子宫穴（中极旁开3.0寸）。

（二）病　例

马某，女，42岁，锦西县东风街。

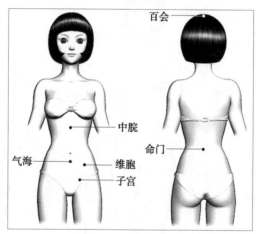

图2-4-8　子宫脱垂取穴

1972年10月7日来诊。自诉：阴道内有物坠出，时轻时重，已有半年余，经服中药无效。现觉小腹重坠，腰腿酸沉，心悸气短，白带多而稀薄。

诊见：面色白，神倦，舌淡苔白，脉细弱。

此属气虚证，宜用灸法。

灸穴：气海、百会、中脘，针维胞穴，针灸7次而愈。

7年后又复发，原方刺灸半月而愈。

按：子宫脱垂，农村较多。此与接生技术和产后调护有关。如产后劳动过早，为原因之一。

六、妊娠呕吐

妊娠呕吐中医称为恶阻。其病因多与精神、神经、内分泌等因素有关。中医认为多由胃失和降而发病。针灸效果良好。取穴见图2-4-9。

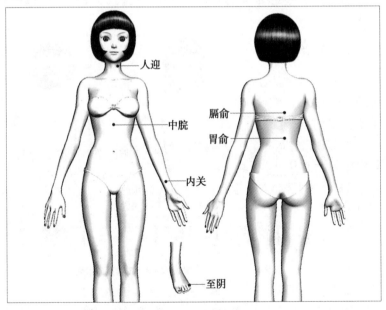

人迎

中脘

内关

膈俞
胃俞

至阴

图2-4-9 妊娠呕吐取穴

方1：针刺人迎，刺至颈动脉壁上，留针2~3分钟。有经针一次而治愈者，一般3~5次即可。

方2：至阴、膈俞、胃俞。针与灸均可，手法不宜过重。

方3：中脘、内关。但针内关时，手法不宜过强，以免引起宫缩。

临床应用方1治验者甚多。不效者可选用方2或方3。

七、胎位不正

胎位不正多见经产妇或腹壁松弛的孕妇。灸疗可矫正。

取穴：至阴，一般取双穴。用艾条灸亦可，每穴灸10分钟左右。无效时，可只灸一侧至阴。若因宫体畸形、骨盆狭窄、肿瘤或胎儿本身因素引起者，针灸则无效。

八、不孕症

不孕症的病因很多，其中以子宫位置异常或发育不良，有妇科疾患，如痛经、月经失调、带下等症为多见。亦有因生殖器病变，如输卵管闭塞或卵巢功能障碍引起。

除了输卵管闭塞或生殖器的器质性病变外，针灸对本病是有效的。取穴见图2-4-10。

1. 子宫后倾或左屈

取穴：中脘、气海、肾俞、太溪、次髎、脾俞、阳池。

配穴：在腹、背腰部找到压痛点，针与灸均可。

2. 慢性妇科病

要对症治疗，并行整体治疗。待体壮病愈后，自有生育的希望。

取穴：大椎、气海、血海、足三里、三阴交、命门、关元、曲池、太溪。

血海与曲池用针，余穴用灸。

选配下列经外奇穴亦效：①三角灸；②肓门；③胞门（子户）。针后加灸。

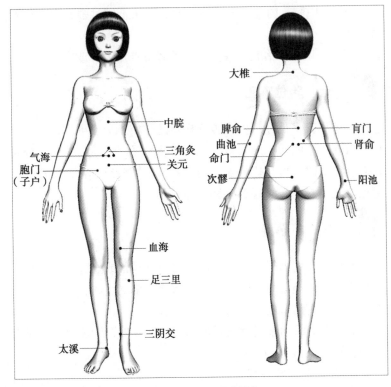

图2-4-10 不孕症取穴

 九、脏 躁

脏躁多由情志不遂，忧愁思虑，或突受惊骇，导致内伤血虚，阴液不足，影响内脏功能失调。

（一）治 法

取穴：神门、太冲、照海、足三里、中脘（图2-4-11）。
有时，仅用滑肉门、风岩针之获效。
眼针亦效。

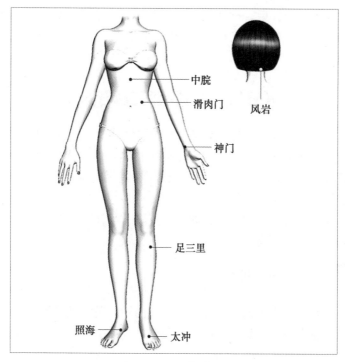

中脘

滑肉门

风岩

神门

足三里

照海

太冲

图2-4-11 脏躁取穴

（二）病 例

何某，女，37岁，沈阳市五三公社社员。

1972年1月15日来诊。主诉：8年前发生失眠，每夜睡少，头痛，心中总觉憋屈，无缘无故时常好哭，久治不效。

诊见：精神倦怠，形体瘦弱，面赤，舌质干，右寸独数。看眼肺区血管变粗，右眼更为明显。

辨证：无故悲伤，是为脏躁。悲伤为肺经之变动，证见面赤舌干，右寸独数，乃肺经郁热为病。

诊断：脏躁。

治疗：针右眼肺区，留针15分钟。

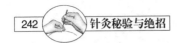

效果：起针后，欲哭泣的情绪消失，心中也不感觉委屈了，精神恢复正常。继续又针5次，痊愈。

第五节　儿科疾病针灸疗法

小儿七情病少，多见外感、伤食、惊吓等，病种简单，针灸有效。小儿针法不同于成人，以两手指捏针，露出针尖1分许，随证取穴，点刺亦效。或三指持针，针宜短，刺入宜浅、宜快，不留针。

灸法对儿童亦常使用，如腹泻灸脐；睡卧不宁灸心俞；夜啼灸肝俞；消化不良、吐乳灸中脘。对症取穴，效果颇佳。

 一、急慢惊风

小儿惊风多因高热、惊恐、痰火而发。慢惊风多见体弱久病之后。急者属阳，慢者属阴。针灸并可兼服中西药物。急慢惊风治疗取穴见图2-5-1。

（一）急惊风的治疗

取穴：先用三棱针点刺十宣或十二井，再针太冲、涌泉、劳宫、百会、人中、丰隆。

若抽搐不止，可刺印堂，针尖提起向左右各斜刺，起针后加艾条灸。此病针后加灸有特效。

配穴：口噤不语：合谷、下关。

手足抽动：阳陵泉、支沟。

角弓反张：后溪、风府、身柱。

嗜睡：风池。

抽搐频作：可于身柱、命门置皮内针。

（二）慢惊风的治疗

取穴：中脘、足三里、脾俞、太白、建里、章门。多用补法，宜灸。

配穴：泄泻加天枢；消化不良加四缝；神昏加百会、神门。四肢强直加阳陵泉、曲池。肢体凉灸神阙、关元、命门。

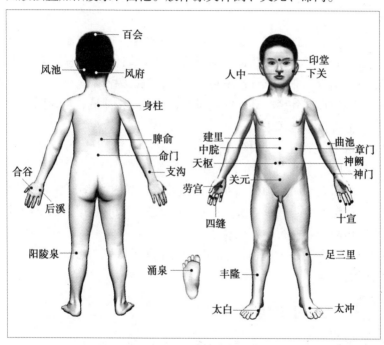

图 2 - 5 - 1　急慢惊风取穴

（三）经外奇穴的选用

对急慢性脑膜炎患者，可于太阳穴点刺出血，加拔火罐，双穴均取，很有效。

病情严重者，需中西医结合治疗。

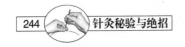

（四）病 例

王某，女，6岁，锦西县前进街。

1967年4月9日来诊。患儿两天来发热头痛，今晨见呕吐不止，抽搐数次，高烧、项强、闭目、腿强直，有时屈膝、躁动，神志不清，不食不哭，便干尿黄量少。脉洪数，舌质红，苔黄。

经县医院诊为"流脑"。家长拒绝腰穿，抱儿归家。晚7时许，邀余往诊。因属急证，怕延误病机失治，劝其入院抢救。家长固执不肯，非要求针治不可。无奈，只好为治。

观脉证属外感时邪，阳明里热，热极灼伤津液，热动则生肝风。故拟清热息风之法。

取穴：百会、大椎、涌泉、内庭、后溪、尺泽（放血数滴），十宣出血，脑静穴，太冲（重泻）。

针后两小时，抽搐渐止。随后按子午流注的纳子法取穴针治，调治一夜，共针6次。次日寅时见哭、辰时热退，巳时能进食，申时能起立行动，痊愈。

1年后随访，患儿聪明伶俐，至今健康无恙。此为针灸可治惊风之一例。

 ## 二、小儿腹泻

小儿腹泻亦称消化不良。饮食不节、外感寒暑、脾胃虚弱、细菌或病毒感染，均可诱发本病。

针灸对本病疗效较好，但对中毒性消化不良，伴有严重脱水、酸中毒及电解质紊乱的重患，要及时进行抢救。

治法：温脾固肾理胃。取穴见图2-5-2。

取穴：命门、脾俞、四缝、天枢、足三里。命门治疗消化不良甚效。有不少病例，仅灸命门一穴而愈。点刺四缝，挤出浆液，亦收良效。其余3穴，可调理脾胃。

配穴：呕吐配内关；吐水配灸肾俞、水分；发热配少商、尺泽、委中、内庭；频泻配百会、长强、上巨虚；四肢逆冷配灸关元、神阙（隔盐灸）；小儿赤白痢配灸大肠俞、关元穴亦有效。

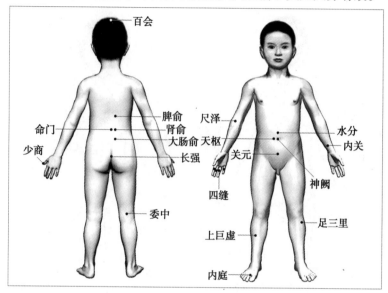

图2－5－2 小儿腹泻取穴

三、疳 疾

疳疾属积滞和疳证。主要为营养欠佳、消化不良，某些维生素缺乏，肠寄生虫等多种疾病。多因饮食失节，损伤脾胃，或因素体虚弱，久病后胃肠功能减退，导致营养不良。早治易效，病久失治预后不良。取穴见图2－5－3。

取穴：四缝，点刺后挤出浆液。灸命门、身柱、脾俞。针建里、足三里，均补。

配穴：纳呆：针承山、中脘。

腹胀：针阴陵泉、内庭。

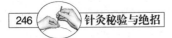

潮热：肝俞、至阳。

虫疾：百虫窝。

痞块：灸脾俞、痞根。

另外，在鱼际、少府部位割治，在背部施捏脊法均有效。

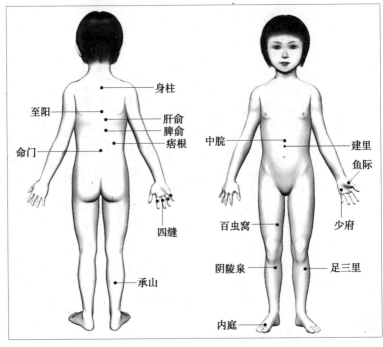

图 2 - 5 - 3　疳疾取穴

四、杂证验方

杂证取穴见图 2 - 5 - 4。

1. 囟门不合

灸脐上 5 分、脐下 5 分处。两穴各灸 3 ~ 5 壮。

2. 小儿夜啼

灸中冲、大敦。

3．小儿脐肿

灸命门，3 壮。

4．小儿吐乳

灸中庭，3 壮。

5．小儿语迟

5 ~ 6 岁不语者，多为心气不足，舌本无力，灸心俞，3 壮。

6．小儿斑疮入眼

灸大杼，3 壮。

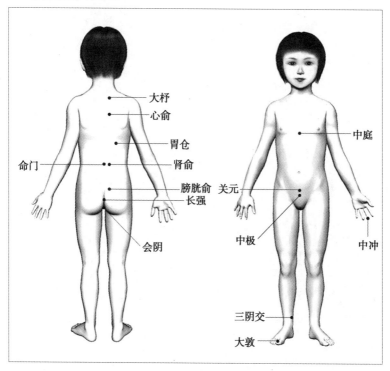

图 2 - 5 - 4　小儿杂证取穴

7．小儿羸瘦食少

灸胃仓，3 ~ 5 壮。

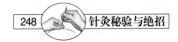

8. 夜尿症

针双足小趾底部最下面一个趾纹中点，进针手法要强，令其上传至腹为佳。留针 30 分钟。此法对顽固性夜尿者可选用。因针刺时较痛，一般患儿不易接受。

一般针法：①中极、关元、三阴交；②肾俞、膀胱俞；③中极穴埋皮内针。

小儿夜尿症多年，可针长强、会阴。

小儿畏针：甘草 25 克，干姜 5 克，水煎服，往往取效。

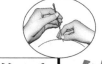

第三章 针灸绝招

第一节　穴位妙用

一、身柱穴可强壮身体

身柱：督脉第十二号穴。位于脊椎正中线上，于第三、四胸椎棘突的中间凹陷处取穴（图3－1－1）。采取坐位，俯首取穴。

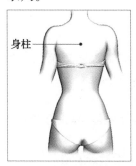

图3－1－1　身柱穴

针法：用1.5寸28号针（长4.5厘米，直径0.32毫米）对准穴位直刺，不可稍偏，针尖下边有抵抗针尖达到脊椎骨膜上边为度。如果针下空软，那是针刺偏了，急宜提出向穴位直刺，如果刺偏而误入胸膜则有发生气胸的危险。

针进到应刺的深度则停止，使针身正直不偏不歪，留针20~30分钟。起针时先动摇针柄，感到针体松动时以不紧不慢的手法拔出，即用消毒干棉球压住片刻。

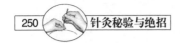
（一）作　用

1．增加强壮

（1）先天不足或后天亏损者。

（2）面色萎黄，食欲不振者。

（3）多次针灸不效者。

2．预防感冒

（1）冷天、大风天外出以前针之。

（2）感冒流行发生季节。

（3）同室的人有感冒时。

（4）经常好感冒的人。

3．抗高烧

（1）感冒高烧至39℃者，针后半小时汗出烧退，轻松愉快。

（2）常发低烧者。

4．小儿疾患

小儿疳积、惊风、便溏、虫积。可用艾卷灸身柱穴10分钟，每日1次。连续3~7天。

（二）病例举要

1．高　烧

1984年，光明函授大学召开筹备会议时，夜间一位代表突发高烧，为针身柱穴。半小时后，周身大汗而烧退。

2．感　冒

辽宁中医学院一教研室4位教师，经常感冒。每人针身柱3次，从此竟不再感冒。

因此，针刺身柱穴对预防流行感冒，多次试验有效。

 ## 二、失眠特效穴

失眠是一种极痛苦的疾病，对健康有一定的影响。夜间越失眠，白天越打盹，日久不愈，形成恶性循环，发生神经衰弱症。面色无华，精神萎靡，饮食乏味，头晕头痛，记忆减退等一系列症状，令人苦恼。医治的方法，以及时治疗为好。

　　针灸治失眠的穴位：大椎、陶道、神堂，连续使用，疗效较好。另一处方针刺安眠穴，不效时可在安眠穴埋皮内针。取穴见图 3 − 1 − 2。

1. 大椎：督脉第十四号穴

　　定位：正坐低头，在后正中线上，于第七颈椎棘突下凹陷中取穴，约与肩平。

2. 陶道：督脉第十三号穴

　　定位：俯卧，或正坐低头。在后正中线上，于第一胸椎棘突下凹陷中取穴。

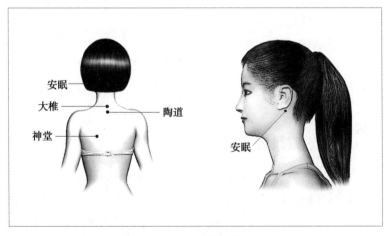

图 3 − 1 − 2　失眠特效穴

3. 神堂：膀胱经第四十四号穴

　　定位：在第五胸椎棘突下，督脉神道穴旁开 3 寸处。

4. 安眠：经外奇穴

　　定位：位于颈部，胸锁乳突肌停止部颞乳突下凹陷直下 1 寸处。左右计二穴。

三、治脑三穴

在哑门穴直下发际中为治脑一穴，再下一横指为治脑二穴，再下一横指为治脑三穴，用28号针可刺入1寸。取穴见图3-1-3。

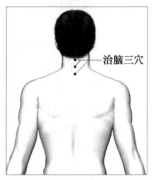

治脑三穴主治：一切脑系疾病，颈强作痛，中风失语舌强。失语的原因，发音有唇、齿、舌、喉的共同作用。舌短者可刺舌下金津、玉液出血。舌无改变则在喉，可针哑门，但哑门穴之上为延髓，触碰延髓有危险。治脑三穴的第一穴在后发际距延髓较远，无刺伤延髓的危险。

图3-1-3 治脑三穴

定位：治脑一穴当第二颈椎，治脑二穴当第三颈椎，治脑三穴当第四颈椎，再下一横指当第五颈椎，再下一横指为第六颈椎，再下则为崇骨；横项第二颈椎两边为天柱、翳风，左右共5穴谓之纵横十穴。

四、翳风治牙痛

牙痛的原因很多，翳风穴所治的仅限于齿根骨膜炎的牙病。该病常由药物治疗的合并症，也可由于齿根骨膜直接受冲撞或常吹乐器、常含铁钉、常咬丝线等外伤性的；有细菌由齿髓侵入齿根骨膜传染性的。症状是有的化脓有的不化脓，疼痛同样是自发的，但不带发作性，是连续的痛。在敲打牙齿时，疼痛就更加剧烈，这是与齿髓炎不同的一点，也是齿根膜炎的特征。

齿根膜炎，中医叫风火牙痛。治牙痛的穴位很多，一般针下关、颊车，也有针合谷或足三里、内庭的，虽然也有一定的效果，但针入以后需要留针十几分钟或更长时间才能止痛，而针翳

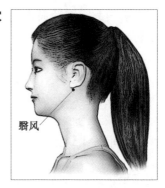

风穴，有针入痛止立竿见影的效果。

1. 翳风：手少阳三焦第十七号穴

定位：正坐位，在耳垂后方，当下颌角与乳突之间凹陷中取穴。以手压穴则觉耳孔中有牵引性微痛是穴（图3－1－4）。

2. 针　法

用28号1.5寸针向前下方直刺入1寸，并作轻度旋捻以增强针感。疼痛已止，可立即起针，一般的病人心理希望多留一些时间。实际如针入而

翳风

图3－1－4　翳风穴

牙痛不止时可以久留，此穴针入立即止痛，久留与不留是一样的。

五、四缝穴治小儿疳疾

四缝穴在食指、中指、无名指、小指四个指头的第一、第二指节横纹中，通于大肠、心包、三焦、心、小肠5个经（图3－1－5）。手指为神经终末反应灵敏，治病的疗效很好。

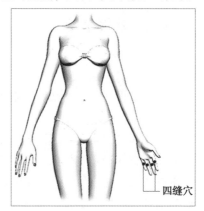

四缝穴

图3－1－5　四缝穴

（一）治　法

1. 主　治

小儿疳疾，气管炎，蛔虫，消化不良，身体羸瘦，发育不良均有特效。

2. 针刺方法

穴位皮肤消毒，用助手由指尖向指根推几下，然后在第一指

节上边以指捏住，术者则由指根向前推捏，用26号针刺入穴上，当即有白黏液随针而出，挤净擦干。每隔4天一次，一般4~5次可愈。针后白色黏液渐少，即是好的现象，白黏液渐消失，而针出血液则痊愈。

患儿面黄肌瘦，头发打缕，食欲不振，视其腹部微胀而扪之有青筋或硬块，是为疳疾。一般针一次即食欲旺盛，数次痊愈。

用该法治小儿疳疾，效果极好。对成年人形态消瘦、食欲不振，体重达不到正常标准，依法针之，效果显著。对哮喘亦有良效。

手指感觉灵敏，大多数人多畏痛拒针。对成年人作解释劝服，儿童则由父母强行使之针刺，有的哭闹拒针，需数人帮助施术。针孔由初针几次挤出白黏液而变为出血，即痊愈的象征。

（二）病例举要

1. 疳　疾

李某，男，7岁。

发育不良，面黄肌瘦，食欲不振，头发打缕，肚大筋青，是为疳疾。

针其四缝穴4次，逐渐饮食增进，精神旺盛，举动活泼。其父半开玩笑地说："孩子好了，能吃饭，我们受其影响，也食欲旺盛，这可费粮食了。"他虽是玩笑，也是事实。独生子女为家庭的宝贝，由面黄肌瘦，食欲不振变成能吃能喝，精神活泼，父母一高兴，自然也食欲旺盛。

2. 气管炎

孟某，男，57岁，某工厂经理。

患气管炎多年，冬天严重，有时夏天也发作，久治不愈。针四缝穴挤出白黏液不少，但每次逐渐减少，咳喘亦随之减轻。计针8次痊愈，迄今数年一直未发作。

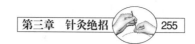

六、肝肾四穴治疝气

中医对疝气分为厥疝、盘疝、寒疝、癥疝、复疝、气疝、脉疝七种。大致寒疝，能够还纳，或只有睾丸肿大或下垂者此方有效。肝肾四穴只限于寒疝和气疝。

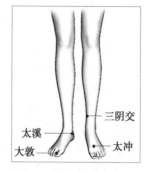

图 3 – 1 – 6　肝肾四穴

肝肾两经与睾丸关系至为密切。此方选用肝经大敦、太冲，肾经太溪，脾经三阴交四穴，见图 3 – 1 – 6。

1. 大敦：肝经第一号穴

定位：在足拇趾上面趾节间三毛之际（此穴一说在足拇趾爪甲角外 1 毫米），针时以手捏拇趾抻拉而针趾节缝处。

2. 太冲：肝经第三号穴

定位：在足背，足第一、二跖骨结合部之前凹陷中。好像手的合谷，但不能使跖骨张开。

3. 太溪：肾经第三号穴

定位：在足内踝高点与跟腱之间的凹陷中取穴。

4. 三阴交：脾经第六号穴

定位：在内踝高点上 3 寸，在胫骨内侧面后缘取穴。

第二节　独特疗法

一、截根疗法

截根疗法适应于瘰疬、乳腺增生、发际疮、痤疮、荨麻疹。

（一）治　法

1. 找　穴

以乳头为标志。把卷尺一端放在患者左乳头，横拉至右乳头，松开左乳头卷尺，将卷尺向右肩上伸，过颈部而从左肩再向前胸下垂至左乳头为止。将两乳头的卷尺比齐，把卷尺由颈前向背后下垂，卷尺尽头是穴（图 3 - 2 - 1）。因病人胖瘦而异，其穴约当肝俞附近。

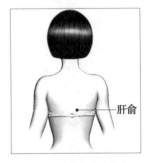

图 3 - 2 - 1　截根疗法找穴

女人乳后乳房下垂者，从气户穴直下以第五肋间为准。

2. 针　具

用直径 1 毫米、长 2 寸的针，高压灭菌消毒待用。无此设备条件，用 75% 的酒精浸泡 30 分钟亦可。

3. 针　法

找准穴位，严格消毒，左手拇指、食指把穴位的皮肉捏起，右手持针向穴处微斜15°向脊椎方向刺入肌肉中间，病人亦不感到疼痛。

留针 20 分钟，病重者可留 30 分钟，隔 3 天再针，以痊愈为度。

（二）病例举要

1. 乳腺增生

曹某，女，25 岁，辽宁省本溪县某校教师。

发病已数月，两乳各有硬块如鸽卵大两块，按之有压痛。饮食减少，形体消瘦，面色黄白，精神萎靡，食欲减退，睡眠不安，心情忧郁，六脉无力，两关脉尤甚。经服药不效。用截根法 8 次，增生的硬块已消失，食欲增进，睡眠良好，精神焕发，由此痊愈。

2. 痤　疮

马某，男，25 岁，某大学学生。面部痤疮特多，连绵错落，

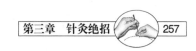

日渐增长，精神与面部均感不适，经治不愈。用截根疗法，4 次痊愈。面部光洁，神采奕奕。

二、皮内针十法

皮内针最初只用它调整经络，我们临床使用多年，积累经验计有以下十种使用方法：

（1）调整经络，初用测定香，以后用仪器测定，调整平衡。在 20 世纪 50 年代曾经用经络现象来预测生死的实验。即住院病人，濒于死亡，已通知其家属作精神准备者，前后计有 6 人，男 3 女 3。其中有的十二经脉在仪表指针读数最小者并有数经为零，而气血尚存；有的十二经均很低，只有数经较好但气血为零；结果前者均转危为安，而后者皆死亡；说明人身以气血为主，经络为气血的循环路，此说颇可研究。

（2）一度冻疮，红肿痒甚。在疮面中心埋藏一支皮内针。数日痊愈。

（3）疼痛不止，针刺无效时，可在痛点埋皮内针可以止痛。另有一法，例如腰痛不效，让病人站立，身体随便向前后左右扭动，在感觉最痛之处埋皮内针，可以止痛。

（4）针刺疗效不巩固，在有效的穴位埋皮内针，有助于疗效时间之延长。

（5）失眠症用其他方法不效时，可在安眠穴埋皮内针。

（6）小儿尿床。取双侧三阴交穴。一针由下往上刺，一针由上往下刺，两针刺入方向颠倒，则疗效较佳。

（7）妇人产后乳汁不足，在膻中穴埋皮内针一支，每天用手按压多次，可促进乳汁的分泌。

（8）眼针穴用皮内针埋藏，可延长其疗效。

（9）减肥。在双听宫穴内侧耳垂中间各埋皮内针一支，每天用手指按压多次，平常感觉饥饿时以手按压数分钟即不觉饥饿。在每次饭前手压 5 分钟。

（10）单纯膝关节疼痛，在膝上 2 寸的范围内，用手指遍压，在最痛处埋皮内针一支，可以止痛。但按压无痛点时则不宜使用。

 ## 三、甩针挂钩疗法

面瘫初起，不超过两周的容易治愈。病程越久治愈的机会愈少。病程过久的则形成倒错现象，看不出哪一侧是病侧，更觉难治。

对初诊病人作下列试验，可知预后良否。其方法比较简便，即在患侧下关穴针刺，按正常穴位刺入而不能深刺者为阴证（－），能达到应刺的深度为阳症（＋）易愈。不能深入的原因是因为上下颌骨有炎症导致颌骨错位阻碍针不得入。

还有双侧面瘫，面部肌肉弛缓，无表情，不能瞬目运动，全面部皮肤变形，就像戴假面具一样。双侧面瘫很少见，数十年来只遇见 5 例，3 例治愈，治疗时间长达数月。两例怎么治也不见好转，成为后遗症。

针灸治疗面瘫我曾总结并发表十种针刺方法，其中的甩针挂钩疗法效果较好。其法用 6 寸长针一支，从患侧颊车下方进针，先深后浅，能看见针在皮下前进以针尖上对口角至唇边为度，然后把针向一个方向旋捻，左手轻压针体部，隔腮看见针尖接近口吻时稍微用力拉针柄，则面皮皱成深纹数条，一拉一松，拉十余次让患者自己捏针柄，初起的数次可愈。病程久的也有一定的效果。

长针在皮肤表面下刺入，沿皮横刺，难度较大，需经过反复练习，针到一定部位即停止前进而旋捻针柄，针尖挂住以后手提针柄向上提十余次，一提一松，然后留 20 分钟起针。

这种挂钩疗法能适用于胃下垂，由右幽门穴进针，斜向胃左，至与脐相平时即旋捻针柄稍用力上提，由另一人手握其足胫向上屈腿推之，其动作和提针一致，将病人的腿屈伸上推 3 次，然后让病人自己手提针柄 30 分钟而起针。

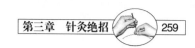

　　子宫脱垂由维胞（关元旁 6 寸）进针，斜向生殖器方向，旋捻提针屈腿上推，然后提针柄的操作都相同。

　　维胞穴亦治肾下垂，谓之"三垂疗法"。

　　挂钩针法，起针时手捏针柄用力甩出，故又名"甩针疗法"。

第三节　疾病快速疗法

 ## 一、针刺后遗痛

　　有一种病人主诉：周身某处作痛，视之皮肤如常，其痛处恰在穴位上。问其原因由于针灸后所发生。询问原治疗医生，针处既然没有改变，医生也无法解决，也不能算做治疗失误，但患者确实疼痛。我的治疗方法很简单，在发生疼痛穴位的相对处针之。例如内关痛针外关，阳陵泉痛针阴陵泉，如果两穴对得准确无不应针而愈。无以名之，故名为"针灸后遗痛"。

　　病例：

　　王某，女，50 岁，家庭妇女。

　　主诉：左手腕内侧有一小块疼痛，由于怔忡失眠，医生曾作针灸，病愈而此局部痛，其痛可以忍受，但干扰日常生活。曾去询问原治疗医生，无法解决。针处既无红肿，医生也无责任，但其痛不止，服药无效，我试用相对缪刺而愈。类似这样的病例不胜枚举。

 ## 二、大接经调肝肾

　　《内经·海论》中叙述经络："内属于脏腑，外络于肢节。"经络分布周身各处，上悬贯于脑，内联于脏腑，通畅气血往来，各经保持相对的平衡，自然无病。经络不平衡，人就会生病，经

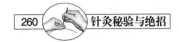

过针灸多次而不效的疾病，可用大接经的针刺方法。

（一）治　法

具体做法是：只用一根 1 寸长的 28 号针，每次只针一侧，针刺十二经的原穴和络穴，依照经络循行的顺序各穴只刺一下，而不留针。每次只针一侧，下次针另一侧。共针 4 次，久病则由原穴到络穴，新病则由络穴到原穴。

1. 由原穴到络穴

肺原太渊→大肠络偏历→胃原冲阳→脾络公孙→心原神门→小肠络支正→膀胱原京骨→肾络大钟→心包络大陵→三焦络外关→胆原丘墟→肝络蠡沟。取穴见图 3 - 3 - 1。

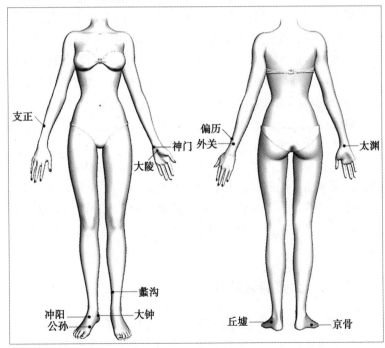

图 3 - 3 - 1　大接经取穴 1

2. 由络穴到原穴

肺络列缺→大肠原合谷→胃络丰隆→脾原太白→心络通里→小肠原腕骨→膀胱络飞扬→肾原太溪→心包络内关→三焦原阳池→胆络光明→肝原太冲。取穴见图3-3-2。

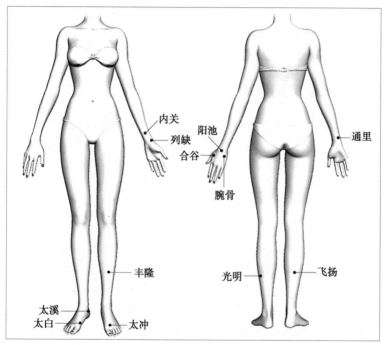

内关
列缺
阳池
合谷
腕骨
通里
丰隆
光明
飞扬
太溪
太白
太冲

图3-3-2　大接经取穴2

（二）病　例

刘某，男，40岁，某设计院会计师。

主诉：近3个月来，四肢倦怠，饮食减少，睡眠不安，周身无力，大便秘结，小便涩少，经治不愈，而且日渐加重。近来并出现早泄、遗精。

诊见：面色萎黄，精神不振，舌润无苔，神情落寞，六脉沉

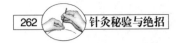

细，右关左尺，尤为明显。

辨证：四肢倦怠，饮食减少，脾胃两虚。睡眠不安，尿涩早泄，病原肝肾俱亏。宜用针刺补法。取神门以治心，太溪以补肾，足三里健胃，三阴交助脾。久治不效，脉更无神。改用大接经由原到络，由络到原各2次。逐渐好转，再针前述各穴5次，面色红润，精神旺盛，饮食增加，二便通畅，遗精、早泄消失，睡眠香甜，神完气足，而病痊愈。

三、腰痛针术

人身的经络都是前后呼应，左右相通。任脉为前正中线，相对督脉脊椎正中线，肾经对华佗夹脊（今名脊穴），胃脉对膀胱第一行，肝、脾对膀胱第二行，手足六经亦前后相应。所以缪刺取穴，往往速效。

治 法

治疗腰痛缪刺法：在腰痛部位，用手按压找出最小而最痛的部位，如大面积一片疼痛而找不到最小痛点的不适用此法。

找好痛点，以最痛处一点涂以红药水为标记，再找到命门穴为计算总穴。例如最痛点在命门左15厘米，再下6厘米。让病人仰卧，量脐左15厘米再下6厘米处腹部针入1.5寸，恐痛点对得不准，将针刺入，提出1/2，再向四周探刺，不留针。让病人翻身俯卧，按压痛点消失，腰痛即愈。

命门：督脉第四号穴。

部位：俯卧位，在脊椎正中线上，于第二腰椎棘突下凹陷中取穴。前方与脐相对，然而练气功的人则脐向下移少许。

此法颇有立见功效之妙，但找痛点要准，与腹部痛点相对处要准，针刺要准。掌握三准，应手而愈。

病例：

夏某，男，45岁，某工厂司机。

　　患腰痛 9 个月，俯仰维艰，行步腰椎不敢活动，痛苦很大，不能工作。各处治疗，服药 280 多剂，西药也不少，针灸 70 多次，其痛不止，焦躁万分。

　　诊见痛苦病容，面色微暗，精神不振。舌润微黑，脉来沉迟、两尺无力。诊为肾经虚寒之所致。让其俯卧，指头大痛点在命门左 3 厘米，指压时其痛难忍。画一记号，让其仰卧，翻身时十分吃力。针脐左 3 厘米，把针提出 1/3 向前后左右探刺已毕，让其翻身，两脚踏床面竟能抬腰离床 5~6 厘米，口中连呼"轻快"，俯卧再按其痛点已消失。

　　当时行走俯仰均未觉痛，大喜而去。第二天来复诊，自己开车来的，满面笑容地说："休息 9 个月，现在上班了。只觉腰部稍微不适，疼痛全无。"压其痛点，略有微痛，又依法针刺而痊愈。

四、痛点止痛法

　　针灸的缪刺取穴法是左病刺右，右病刺左，即选好病侧的穴位而针其健侧的同名穴，效果较好，是调整经络平衡的治疗方法。这个"痛点止痛法"是专为治疗小面积疼痛的一种止痛方法。周身不论何处疼痛都可以使用，但只限于直径 1 厘米以内的小范围疼痛。

　　该法操作简便，效果迅速，能够达到针入病除。具体做法是，用 30 号 1 寸针一支，在其痛点的相对侧快速刺入，其痛无不应针而止。例如痛处恰当内关，可针外关；痛处恰当阳陵泉，可针阴陵泉。头面胸腹四肢任何部位疼痛都可使用这种刺法。也有不很明显的相对处，如头顶部有痛点，由于颈项的关系，不可能两侧相对。比如痛点适当前顶，可针廉泉，如痛点在百会，即无相对处。然而，这仅是很少的局部痛，如果文绉绉地说"无关宏旨"，周身各部位绝大多处是有对立面的。还有关节部如

"网球肘"的痛点下面是肘关节，肉少骨多，不容易找准相对点，其效较差。然而这仅是极少的局部。周身各处色大多数是可以找到绝对的对立面的。

这种方法最为简便，可以"应针取效"，甚至不必留针，点一下子，疼痛如失。病例很多，不胜枚举。1993 年门诊来一顽固性前额局部痛的小儿，痛 3 个月，各处治疗花费 1000 多元无效。经用此法针后即愈，仅用 10 元挂号费而已。

五、快速降压

该法对凡属原发性高血压，不是因其他疾病而继发的效果最好。即或由其他疾病继发的对降压的作用也非常明显，但因其他引起高血压的疾病不愈则高血压亦不能根治，只能使血压下降而减少其痛苦而已。

1. 针灸穴位

在八会穴中"血会膈俞"，为针灸界众所周知。膈俞降压法操作简便，只要找准穴位，双侧各埋 1 号皮内针一支，穴位找准，血压应针而降。冬季可埋 5 天，夏季因洗澡频繁可埋 3 天。起针后间隔 1 天，继续埋针。

2. 操作方法

找好膈俞穴，皮肤消毒，用小镊子夹起皮内针，以左手拇、食二指向左右扒紧穴旁皮肤，将皮内针由膈俞穴中间向脊椎方向横刺，皮内针刺入在表皮以内真皮之上，不能超越真皮，针尖要朝脊椎方向刺入。针刺入后，剪胶布两块，一小一大，大者不过如指甲大，小者先贴在皮内针柄的下面以免针柄接触皮肤，然后将大块贴在小块胶布和皮内针上，压平即可。

皮内针如刺过真皮，患者会感到疼痛。针入以后应以手指在针上按压，如患者说疼即宜起出重新按常规小心针入。

膈俞：膀胱经第十七号穴，八会穴之一（血会）。

定位：俯伏位，在第七胸椎棘突下，当督脉至阳穴旁开 1.5 寸处取穴（图 3-3-3）。

3. 眼针肝区降压法

眼针八区十三穴，已有专书，且许多针灸书及中、外针灸杂志报道很多。在这里仅介绍眼针降压的经验。

中医说"肝藏血"，"人卧血归于肝"，"肝开窍于目"，阐述肝经和血液的密切关系。以眼针肝区降压，效果最快。测量血压，如果高于正常范围，血压计不必取下，即在眼的双肝区各刺一针，即再量血压，必有不同程度的下降（图 3-3-4）。

降压针法很多，我曾经提出降压十法。然而十法之中，以膈俞皮内针和眼穴肝区为最快。高血压属于心血管病，有的病人患高血压数十年而不愈。经验告诉我们，一时性降压很容易，完全彻底治愈很难。还有的病人患顽固性高血压，用什么方法也不见下降，这种病人虽占极少数，在临床中也有时遇到。

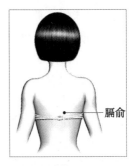

图 3-3-3 膈俞穴

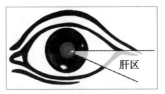

图 3-3-4 眼针肝区

 六、首尾循经治疔毒

疔毒是一种由感染而发生的外科疾病，多发生在露出衣服外边的部位，而且都生在穴位各经的起止部位。最易生在手指尖，赤足的人有的生在脚指上、面部。

初起只是一个小红点，逐渐发生疼痛，伴有恶心、心闹、头晕等症状，血常规检验则白细胞增高。

验疔的方法，是用黄豆一个，放在嘴里咀嚼，如果品出有黄

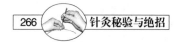

豆的腥味则不是疔毒，若嚼时并没有黄豆的腥味甚至是甜味，那就证明是疔毒，可以把嚼烂的黄豆吐出来敷在疔毒疮面。

治疗的方法，以针刺为最快。因为不论疔毒生在面部和手足都是各经的起止穴位或接近起止穴的各经起止邻近穴。判定是哪一经，则针其另一端的穴位。如疔毒发生的起端穴则针其止端穴，发生在止端穴则针其起端穴。起止穴或名首尾穴，针入以后，疼痛立止，恶心、心闹、头晕等症状立即消失。20 分钟后再检验白细胞则恢复正常值。

还有在疔毒所起处有淋巴管发炎，一般叫做起红线。红线也是与经络走行一致的，所以章太炎说"经络就是淋巴"。

治疗淋巴管炎的方法也用针刺，用粗针或三棱针在淋巴管的前进的末端扎一针，挤出黑色的血液，其所谓红线自然消失。如果从发炎的淋巴管上每隔一寸扎一针，并挤出少许黑血，淋巴管炎消失恢复得更快。如果没有嚼黄豆试验，实际嚼黄豆的还是少数。在疔毒上边涂点消炎的药就自然逐渐痊愈。

病例：

张某，女，19 岁，学生。

忽然在面部起一个红点，遂即发烧，心闹，头晕，恶心，似欲呕吐，而面部的红点灼热作痛。面赤舌黄，脉来沉数，右关尤为明显。视其面部有黄豆大红点恰在地仓穴上，病名"锁口疔"。虽非在胃经的起穴，但是距起穴很近的第四穴，急针胃经的止穴厉兑，针后恶心、头晕等症状消失。20 分钟后再次检验血常规，白细胞由第一次检验时 12×10^9/升变为 7×10^9/升，疔毒已渐愈。翌日复诊，一切症状消失，只在生疔毒的地仓穴尚且有痕迹可见。一般在数日后完全恢复。

七、便　秘

便秘是常见病，亦是老年人的多发病。主要是结肠蠕动迟缓，粪便久积结肠不能排出，引起再吸收，使粪中之毒素入血液，上则口燥舌干头晕目眩，下而固结不能进入直肠。痛苦之状不可忍受。

（一）治 法

在左腹结穴埋一皮内针，往往当日排便。

腹结：脾经第十四号穴。仰卧，脐旁4寸的大横穴，直下1.3寸，上与乳腺相对（图3-3-5）。

左腹结与下行结肠相适应，皮内针不断刺激结肠使肠蠕动加快则粪便自然容易排出。

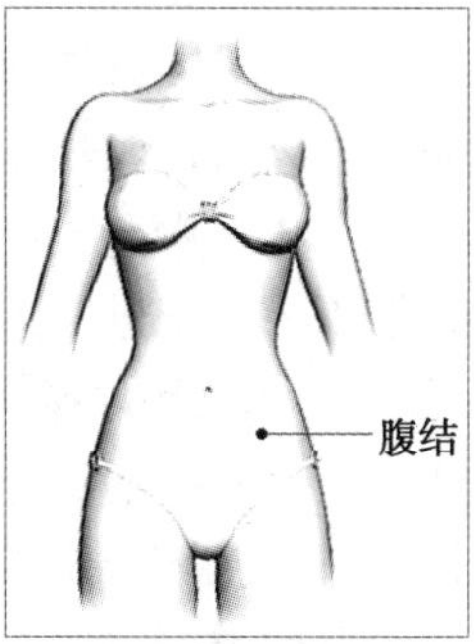

（二）病 例

刘某，女，60岁，家庭妇女。

图3-3-5　腹结穴

腹结

患习常便秘，近来加重，久不排便，导致头晕口干舌燥，腹部闷塞，食欲不振，总有排便感而排之不出。曾用开塞露无效，内服麻仁滋脾、承气汤、桃仁承气均无效。便秘已1个月，痛苦不堪。来诊时有忧郁表情。在左腹结埋皮内针一支，翌晨排便，疾病如失。满面笑容来复诊，予以调理脾胃之药而愈。

八、局部多刺治腱鞘囊肿

腱鞘囊肿多因抻、扭伤而起，易发于手腕、手背部，有大有小，往往数年不愈，或逐渐增长。针刺治疗，其法颇简便。

刺法：左手固定囊肿处，用0.5寸短针，以28号为宜，右手持针根据囊肿的大小而酌用针刺之多少。一般在肿处以扬刺即中心一针，四周各一针，肿块大的还可以沿根部横刺之。或出黏液，用干棉球揩之。隔日一次，数次即愈。病例甚多，不胜枚举。

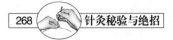

 九、慢性喉炎

慢性喉炎不痛，但音哑，久不愈。

穴名：喇嘛穴，传自藏医，甚有效。

部位：在背后腑窝缝的缝纹头（图3-3-6）。

针刺手法：初诊以毫针刺少商，三棱针刺金津、玉液出血。隔日复诊时单刺喇嘛穴，深度1~1.5寸，因病人胖瘦而异。

手法：少商、金津、玉液点刺出血。喇嘛穴则慢慢旋捻，平补平泻手法三进三退至5分钟。

以后单用喇嘛穴，隔日1次。留针20分钟再行前述手法，此手法旋捻要慢，不可使病人疼痛，隔10分钟行第三次手法。得气时针感下行至手指，再旋捻则上行直达于咽喉，病人感到轻快，再留10分钟起针。

初诊隔日1次，1周后每周2次，继则每周1次，以愈为度。

注意事项：

使声带休息，不要大声讲话，更不要喊叫。忌食辛辣刺激性食物，并忌烟酒，讲话不宜太多。

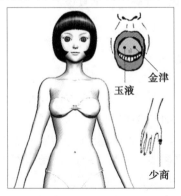
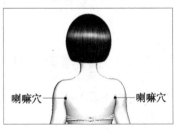

图3-3-6　喇嘛穴

参考文献

［1］王冰注．黄帝内经．

［2］秦越人．八十一难经．

［3］左丘明．左传．

［4］司马迁．史记．

［5］班固．汉书．

［6］范晔．后汉书．

［7］华佗．内照法．

［8］皇甫谧．甲乙经．

［9］刘昫．旧唐书．

［10］孙思邈．千金要方．

［11］孙思邈．千金翼方．

［12］王焘．外台秘要．

［13］托克托．宋史．

［14］王怀隐．太平圣惠方．

［15］圣济总录．

［16］王唯一．铜人腧穴针灸图经．

［17］王执中．针灸资生经．

［18］唐慎微．证类本草．

［19］窦材．扁鹊心书．

［20］滑寿．十四经发挥．

［21］庄绰．膏肓灸法．

［22］杜思敬．云歧子论经络迎随补泻法．

［23］窦桂芳．针灸四书．

［24］罗天益．卫生宝鉴．

［25］王国瑞．针灸玉龙经．

［26］朱震亨．丹溪心法．

［27］朱橚．普济方．

［28］李中梓．医宗必读．

［29］李中梓．雷公药性赋．

［30］张介宾．类经．

［31］张介宾．类经图翼．

［32］徐春甫．古今医统．

［33］王肯堂．证治准绳．

［34］汪机．针灸问对．

［35］徐凤．针灸大全．

［36］高武．针灸聚英．

［37］高武．针灸素难要旨．

［38］杨继洲等．针灸大成．

［39］吴谦等．医宗金鉴．

［40］日·代田文志．针灸真髓．

［41］日·代田文志．针灸临床治疗学．

［42］王清任．医林改错．

［43］周学海．周氏医学丛书．

［44］日·本间祥白．经络治疗讲话．

［45］日·长滨善夫等．经络之研究．

［46］张锡纯．医学衷中参西录．

［47］黄竹斋．经穴图解．

［48］彭静山．简易针灸疗法．

向您推荐我社部分
优秀中医药图书

承门中医针经宝典图谱：绿色指针灸三联法　　42.00 元
针灸经络穴位图解　　　　　　　　　　　　15.00 元
图解针灸美容（赠光盘）　　　　　　　　　28.00 元
图解针灸减肥（赠光盘）　　　　　　　　　28.00 元
疑难病针灸治验　　　　　　　　　　　　　32.00 元
实用美容美体点穴术（附赠光盘）　　　　　23.00 元
实用美容美体熏浴术　　　　　　　　　　　23.00 元
实用美容美体刮痧术　　　　　　　　　　　24.00 元
经络按摩美体美容　　　　　　　　　　　　20.00 元

中医古籍新点新校新参考系列

医学衷中参西录集要　　　　　　　　　　　32.00 元
脾胃论集要　　　　　　　　　　　　　　　18.00 元
景岳全书集要　　　　　　　　　　　　　　38.00 元
外台秘要集要　　　　　　　　　　　　　　25.00 元
儒门事亲集要　　　　　　　　　　　　　　25.00 元
普济方集要　　　　　　　　　　　　　　　40.00 元
医宗金鉴心法集要　　　　　　　　　　　　40.00 元
千金要方集要　　　　　　　　　　　　　　35.00 元
证治准绳集要　　　　　　　　　　　　　　32.00 元

感谢您购买我社图书，您对我们出版的图书有哪些意见和要求，敬请来信或来电，我们将万分感激！

如果您想出版医学方面的图书，也可与我联系。题材可以为医学各科专业技术读物，也可以是大众健康读物。感谢您对我们工作的支持，愿我们能成为朋友！

地址：沈阳市和平区十一纬路25号　辽宁科学技术出版社医学图书中心

联系人：寿亚荷

电话：024 – 23284370

邮编：110003

E – mail：dlgzs@ mail. lnpgc. com. cn